DES CAUSES

DE

LA STÉRILITÉ

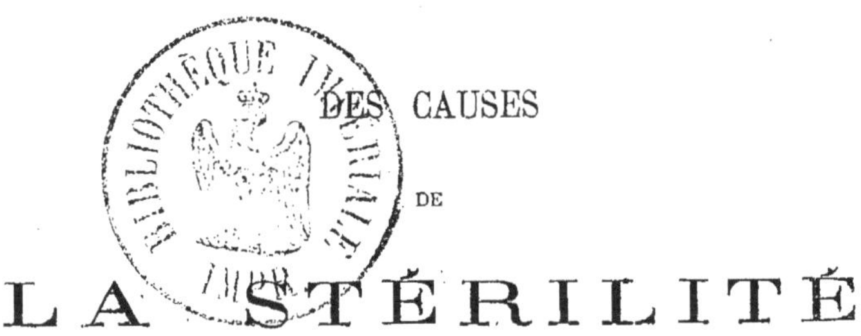

CHEZ L'HOMME ET CHEZ LA FEMME

et de leur traitement

Paris. — Typ. A. PARENT rue Monsieur-le-Prince, 31.

DES CAUSES

DE

LA STÉRILITÉ

CHEZ L'HOMME ET CHEZ LA FEMME

ET DE

LEUR TRAITEMENT

PAR

Le Dr Henri-L. MOURIER

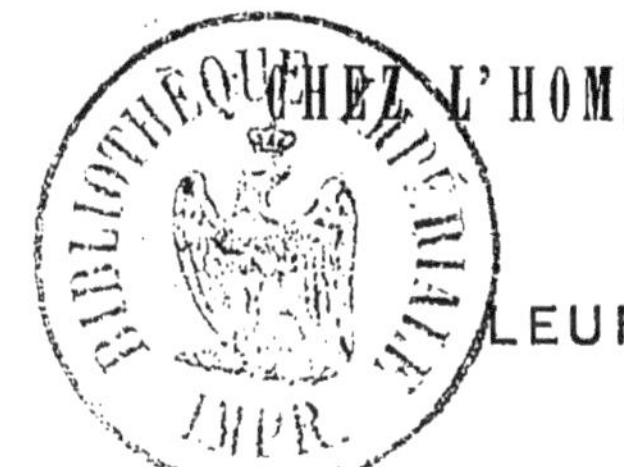

———

PARIS

ADRIEN DELAHAYE, LIBRAIRE-ÉDITEUR

PLACE DE L'ÉCOLE-DE-MÉDECINE

ET CHEZ L'AUTEUR, 52, BOULEVARD PEREIRE

TERNES-PARIS

—

1866

PRÉFACE

Écrire un petit traité sur les causes de l'impuissance et de la stérilité chez l'homme et chez la femme n'était pas sans quelque difficulté. Si les progrès de la physiologie et de l'anatomie ont, dans ces derniers temps, éclairé la médecine, des considérations d'un autre ordre se dressaient encore devant le publiciste et rendaient sa tâche toujours délicate, sinon difficile à remplir. Il n'est pas aisé, en effet, d'aborder et d'exposer publiquement un sujet que la nature s'est plu à protéger contre la curiosité humaine en l'entourant d'ombre et de mystère.

Nous avions cependant d'illustres prédécesseurs, et c'est sur leurs traces que nous nous sommes plu à marcher. Aussi bien, la reproduction de l'espèce n'est-elle pas le but final, la loi suprême de la création? Le *croissez et multipliez* n'est-il pas le commandement par excellence, et en dehors de cette loi de physiologie universelle la reproduction et la conservation de l'être, n'est-

il point là pour parler au nom des intérêts so-
ciaux?

Toutes ces questions, et bien d'autres encore,
s'agitaient et se posaient dans notre esprit il y a
bientôt dix ans, lorsque nous nous livrions à nos
premières observations; depuis lors, et à mesure
que nous avons pénétré plus avant dans cette
partie si délicate de la pratique médicale, nous
avons senti bien des scrupules disparaître et s'é-
vanouir devant l'importance des intérêts évoqués
par ceux qui venaient réclamer les soins du médecin. Cette partie de notre tâche professionnelle
nous ayant captivé, nous avons cru utile de réunir les observations éparses de notre pratique
déjà longue, ne fût-ce que pour venir en aide,
dans les cas difficiles, à plus d'un confrère qui se
trouverait dans l'embarras, d'où nous ne sommes
sorti, le plus souvent, qu'à force de tâtonnements
et d'essais parfois infructueux.

Notre publication comprendra donc deux parties. Dans la première que nous livrons aujour-
d'hui au public, nous exposons l'état actuel de
la science médicale en ce qui a trait à la stérilité et à l'impuissance chez les deux sexes. Dans
ce travail, où l'on trouvera cependant quelques

aperçus nouveaux, nous avons mis à profit les
écrits de nos éminents confrères les docteurs
Ricord, Velpeau, Gosselin, Simpson, Joulin, l'ex-
cellente étude anatomique du professeur Kobelt,
les remarquables recherches de tératologie de
Godard, etc. Enfin, comme on le verra, nous
avons fait de nombreux emprunts à l'ouvrage
du docteur Roubaud, ouvrage qui est, certainement, le plus remarquable de tous ceux qui ont
été écrits sur ce même sujet.

Dans la deuxième partie nous grouperons les
observations qui nous sont personnelles, et nous
indiquerons les procédés et le traitement que nous
avons dû employer pour triompher, soit de l'état
morbide, soit de la difformité qui s'opposait à la
fécondation ou au rapprochement.

Les détails dans lesquels nous serons obligé
d'entrer trouveront grâce devant nos lecteurs, à
cause du but que nous nous sommes proposé,
et aussi, nous l'espérons, à cause des résultats
obtenus. C'est d'ailleurs au nom de la science
que nous parlons, et la science est toujours
chaste.

Dr H.-L. MOURIER.

DES CAUSES

DE

LA STÉRILITÉ

CHEZ L'HOMME ET CHEZ LA FEMME

ET DE

LEUR TRAITEMENT

Pour le public, et, encore aujourd'hui, pour quelques auteurs, les mots *impuissance* et *stérilité* sont synonymes et désignent l'un et l'autre l'*infécondité* de l'acte de la reproduction ou l'*impossibilité* rencontrée dans l'accomplissement de cet acte. Comme nous le démontrerons plus tard, il importe d'établir une différence entre ces deux expressions ; ainsi, quoique le résultat final soit toujours le même, il faut réserver la dénomination de *stérilité* au rapprochement qui, ayant lieu avec toutes les conditions apparentes d'un coït normal, n'est pas suivi de la reproduction de l'espèce ; et celle d'*impuissance* au coït incomplet ou tout à fait impossible ; en un mot, n'appeler de ce nom que l'état morbide s'opposant à l'union physiologique des deux sexes. L'homme et la femme peuvent l'un et l'autre se trouver atteints de ces deux infirmités ; la stérilité, néanmoins, s'observe plus fréquemment chez la femme, et l'impuissance chez l'homme.

DE LA COPULATION.

La génération est une fonction par laquelle les corps organisés et vivants se reproduisent et donnent naissance à des êtres semblables à eux. Dans l'espèce humaine, la génération a lieu par l'union des deux sexes, et, pour remplir ce but, les organes de chacun d'eux offrent de notables différences. Pour que ce phénomène s'accomplisse, il doit donc y avoir d'abord rapprochement de l'homme et de la femme ; on a donné à cet acte le nom de *coït* ou *copulation*.

L'homme, dont le rôle se borne à fournir le fluide fécondant et à le porter dans les organes intérieurs de la femme, a reçu des organes appropriés au rôle qu'il est appelé à remplir : d'un côté, les testicules, les canaux déférents, les vésicules séminales, destinés à sécréter le sperme, à lui servir de réservoir, et enfin à le conduire jusque dans le canal de l'urèthre ; de l'autre, la verge ou pénis formé d'un tissu érectile qui lui permet de se roidir et d'introduire par éjaculation la liqueur spermatique dans la cavité du col de l'utérus.

La femme prend part, comme l'homme, à l'acte copulateur ; de plus, elle fournit le *germe* ou *ovule*, et c'est dans son sein que s'opère la fécondation.

Pour remplir ces diverses fonctions, l'appareil génital de la femme est formé des ovaires qui sont les analogues des testicules dans le sexe mâle, et qui contiennent les germes, des trompes de Fallope , conduit établissant une communication entre l'ovaire et la matrice dans laquelle s'opère la fécondation, et, enfin, du vagin destiné à recevoir la verge pendant la copulation, et qui donne passage à l'enfant au moment de l'accouchement.

DE L'ACTE COPULATEUR CHEZ L'HOMME.

Quatre conditions doivent être remplies pour que s'accomplisse chez l'homme l'acte copulateur, et ces conditions doivent se manifester dans l'ordre suivant : 1° désirs vénériens ; 2° érection de la verge ; 3° éjaculation spermatique ; 4° enfin plaisir au moment où ce liquide est expulsé.

Les désirs vénériens, instinctifs chez l'homme dès les premières années de la puberté comme chez les animaux à l'époque du rut, ne répondent plus tard qu'à la voix des sensations ou de l'imagination. Tous les sens, la vue, l'ouïe, le toucher, l'odorat, ont le pouvoir de les éveiller. Le goût exercerait même une certaine influence sur l'appareil génital. M. Roubaud cite « un de ses amis qui ne pouvait jamais manger de la crème fouettée sans avoir immédiatement quelque'idée voluptueuse. » L'imagination et la volonté peuvent, sans le secours d'aucune autre sensation, évoquer les désirs vénériens. A la seule pensée d'une femme aimée, ou dont la beauté a frappé les yeux, il est des individus qui éjaculent involontairement. C'est ce qui a lieu dans les rêves. L'érection de la verge est toujours la conséquence du désir vénérien. Dans cet état, le volume de cet organe est accru, et sa direction entièrement changée.

On a beaucoup discuté sur les causes déterminantes de l'érection. Il est évident que, dans le pénis en cet état, il y a accumulation de sang, mais y a-t-il afflux véritable d'une grande quantité de sang artériel, ou simplement stase prolongée de sang veineux ? C'est ce qu'il n'est pas aussi facile de décider.

Nous ne nous arrêterons pas à répéter ce qu'ont dit les auteurs qui ont soutenu l'une ou l'autre de ces opinions; les raisons sur lesquelles se sont appuyés Hunter, Mercier (1), Debrou,

(1) Mercier, *Gazette médicale*, 1838.

Müller, Berard, Chaussier, sont pour la plupart hypothétiques, et ne décident pas la question.

Le Dr Kobelt (1), professeur à l'Université de Fribourg, émet sur ce sujet une théorie qui s'appuie sur des recherches anatomiques toutes nouvelles et qui nous semblent donner l'explication de plusieurs faits pathologiques dont on ne s'était pas jusqu'ici rendu compte.

Pour M. Kobelt, le gland est, dans l'appareil génital de l'homme, le centre autour duquel viennent aboutir toutes les actions ; le corps spongieux de l'urèthre, le bulbe et le muscle bulbocaverneux ne sont que des organes auxiliaires.

Exposons rapidement les données anatomiques sur lesquelles repose cette théorie :

Le *gland* est constitué par un lacis veineux où se rencontrent de nombreuses anastomoses, dont les dernières ramifications aboutissent à la surface et parfois même à la couronne de l'organe ; elles sont d'une ténuité extrême et présentent avec les veines voisines des connexions que M. Kobelt décrit de la manière suivante :

1° Les rameaux antérieurs et les branches de la veine dorsale de la verge tirent leurs racines les plus ténues des ramifications les plus délicates

(1) Kobelt. *De l'appareil du sens génital des deux sexes dans l'espèce humaine*, Strasbourg, 1851.

de ce réseau veineux, et surtout du bord postérieur de la couronne du gland, de sorte qu'ici,
comme dans le foie, les dernières terminaisons
d'une veine s'abouchent avec les premières racines d'une autre veine.

2° Si, sur une préparation injectée, on sépare le
gland de l'extrémité conique du corps caverneux
de la verge, on met à nu un réseau de veines
assez considérable qui proviennent de la surface
interne infundibuliforme du parenchyme du
gland. De ce réseau naissent les veines qui repa-
raissent sur le bord postérieur du gland comme
des rameaux plus considérables de la veine
dorsale.

3° Du réseau veineux lui-même, situé entre le
gland et le corps de la verge, partent encore d'autres veines qui pénètrent dans l'intérieur du corps
caverneux; elles établissent ainsi une communication entre le gland et l'extrémité antérieure des
corps caverneux du pénis.

Cette disposition, qui a échappé à la plupart
des anatomistes, avait été signalée cependant par
Bichat.

Les artères du gland viennent notamment des
artères dorsales de la verge ; elles communiquent
toutes avec les veines du gland et elles présentent
quelques anastomoses avec les artères bulbo-
uréthrales et les artères profondes du pénis.

Le système nerveux du gland a également été étudié et décrit d'une façon très-remarquable par M. Kobelt. Il résulte des recherches de ce savant que les ramuscules nerveux de la verge étant arrivés sur le bord du gland, une partie d'entre eux y pénètre directement et fournit des rameaux distincts, tandis que l'autre partie glisse sous ce bord, le traverse sans s'y arrêter, pénètre dans la concavité du gland en rayonnant dans toutes les directions. Ils se réunissent de nouveau dans le parenchyme de l'organe sous forme de réseaux entrelacés, puis, ils se dirigent vers la surface du gland, s'épanouissent encore en ramuscules isolés, tellement ténus, que leurs courbures terminales échappent à l'œil de l'observateur. Quelques-uns de ces nerfs convergent vers la surface de la muqueuse uréthrale et traversent le gland pour se ramifier sur cette muqueuse.

Quelques nerfs organiques se rendent dans cet organe, mais le rôle qu'ils y jouent est sans importance.

Le corps spongieux de l'urèthre constitue une espèce de gaine autour de la muqueuse du canal; son parenchyme veineux communique avec les veines voisines :

1° Immédiatement derrière le gland, dit M. Kobelt, naissent de la partie latérale du corps spongieux de l'urèthre, les premiers rameaux de la veine dorsale ; ils se rendent, en entourant la convexité latérale de la verge, sur le dos de l'organe pour s'engager dans la partie antérieure de la veine dorsale.

2° Lorsque, sur une pièce convenablement injectée, on détache avec soin le corps spongieux de l'urèthre, de la gouttière que forment les deux corps caverneux, on tombe sur un réseau veineux, situé entre les gaines fibreuses de ces *trois corps spongieux*, réseau qui n'a pas été décrit jusqu'ici. Les veines qui le composent proviennent des troncs de la face dorsale du corps spongieux de l'urèthre, par deux rangées symétriques. Ce réseau fournit à son tour des rameaux veineux qui, en passant sur la surface latérale du corps de la verge, donnent d'autres rameaux venant former un nouveau réseau très-riche, se déployant sur les côtés de la racine du pénis et communiquant librement avec les veines inguinales cutanées d'une part, et de l'autre avec la veine obturatrice et le *plexus pudendalis*.

3° Les troncs, qui naissent de la face dorsale du corps spongieux de l'urèthre, pénètrent dans les corps caverneux, avec lesquels ils établissent ainsi une communication.

4° Enfin, sur les côtés du corps spongieux

émergent quelques petits troncs qui reçoivent plusieurs veines cutanées, naissant du frein du prépuce et de la peau.

Le sang artériel n'arrive au corps spongieux que par les artères bulbo-uréthrales et tous les nerfs de cet organe appartiennent au système nerveux de la vie végétative.

Le bulbe est constitué par un parenchyme érectile, renfermé dans une enveloppe fibreuse. Ce lacis veineux se termine en arrière par deux renflements latéraux hémisphériques, en envoyant un prolongement tubiforme qui rayonne vers les parois antérieures et inférieures de la vessie et disparaît en s'abouchant avec les veines vésicales extérieures. Se déployant très-largement sur le *verumontanum*, ce prolongement donne à cette éminence toutes les propriétés d'une crête érectile et forme une espèce d'obturateur qui empêche le sperme de tomber dans la vessie et l'urine de sortir de cette cavité pendant l'érection.

Les veines qui ramènent le sang hors du bulbe, sont, d'après M. Kobelt, les veines bulbo-uréthrales, et les troncs qui naissent du *colliculus bulbi intermedius* et qui vont se réunir aux veines honteuses.

Le sang artériel arrive au bulbe par six artères assez volumineuses; quant au système nerveux, cet organe ne reçoit que des nerfs ganglionnaires.

Le muscle bulbo-caverneux qui joue, dans la théorie de l'érection émise par M. Kobelt, un rôle assez important, se compose de deux couches superposées :

A. La couche superficielle se subdivise en deux portions, dont une entoure le bulbe sous la forme d'une gaine musculo-fibreuse et s'unit en arrière avec le muscle transverse superficiel du périnée. L'autre portion, qui ne forme que le quart antérieur des fibres de cette couche musculaire superficielle, contourne de chaque côté la racine de la verge, logée ainsi dans une espèce d'étranglement; les fibres se confondent à leur rencontre sur la face dorsale du pénis.

B. La couche profonde se compose de deux moitiés latérales symétriques; mais elle ne s'étend que sur la protubérance postérieure du bulbe, dont elle embrasse les deux hémisphères (qu'elle est destinée à comprimer), à la manière d'une fronde ou d'une coiffe musculaire.

Les *corps caverneux* ne reçoivent qu'un petit nombre de nerfs, ils sont enveloppés d'une membrane tendineuse, dure et insensible. Il résulte des expériences faites par M. Kobelt sur des chiens, qu'une irritation compressive exercée des deux côtés de la verge à l'état d'érection ne produit ni chatouillement voluptueux ni mouvement réflexe des muscles bulbo-caverneux et ischio-caverneux, quand cette compression n'arrive pas jusqu'aux nerfs dorsaux.

Les corps caverneux n'ont évidemment pour but que de servir de support au gland, et cette fonction est manifestement démontrée chez les animaux tels que l'ours, le chien, le blaireau, etc., dont une partie de la verge est constituée par un os.

Les recherches de M. Kobelt ont également démontré que les racines des corps caverneux, au lieu de s'insérer sur la lèvre interne de l'ischion, comme on l'avait cru jusqu'ici, sont situées au devant de l'arcade pubienne, et que leur face postérieure seule repose sur les crêtes tranchantes de la lèvre externe de la branche descendante du pubis.

Les veines des corps caverneux naissent de la gouttière inférieure du corps de la verge par de nombreuses radicules et se réunissent à la veine dorsale ou aux veines du corps spongieux. C'est à la veine que s'abouchent également les nombreux rameaux qui émergent des corps caverneux tout le long de la cloison.

Enfin, les gros troncs veineux qui surgissent de l'angle formé par la bifurcation de la racine de la verge se portent dans les plexus prostatique et vésical.

Les artères des corps caverneux proviennent de l'artère honteuse qui donne de nombreux rameaux et se divise dans le corps lui-même en un lacis vasculaire très-riche « aux ramifications ténues duquel pendent des *diverticulum artériels*, réunis en touffes, comme les fleurs de chèvrefeuille. » Quelques ramuscules se séparent de ce lacis; l'un se dirige vers l'extrémité inférieure du pilier, un autre va s'anastomoser avec l'artère caverneuse du pénis, qui fournit de son côté de nombreux rameaux au corps caverneux. Enfin, l'artère dorsale de la verge envoie à cet organe plusieurs branches qui pénètrent de haut en bas dans sa profondeur.

Les nerfs du parenchyme des corps caverneux viennent tous du système du grand sympathique.

Le muscle *ischio-caverneux* n'est point un muscle rubané; mais, comme l'a démontré M. Kobelt, un muscle creux, en forme de cornet, qui renferme dans sa cavité toute la surface libre du pilier et de son bulbe.

En s'appuyant sur ces données anatomiques, on peut expliquer, comme l'a fait M. Kobelt, la métamorphose qui s'opère dans le pénis sous l'influence des désirs vénériens. Sous cette influence, en effet, il se produit dans tout l'organisme une excitabilité nerveuse particulière, à laquelle participe le gland, à cause de la richesse de son appareil nerveux. Cet éréthisme du gland appelle dans

son parenchyme un afflux plus considérable de
sang artériel, dont l'effet est d'augmenter la sensibilité générale, pour qu'elle aille retentir dans
les centres nerveux. Alors, les muscles bulbo-
caverneux se contractant compriment le bulbe,
chassent vers le gland une plus grande quantité
de sang, lequel augmente encore l'excitation de
cet organe, qui à son tour double l'énergie con-
tractile du muscle bulbo-caverneux. Il y a dans
ce phénomène quelque chose d'analogue au choc
du cœur, et c'est ce qui a fait dire à M. Kobelt
qu'il y avait un *cœur des organes sexuels.*

L'expérience a démontré que la nature emploie
toujours ce moyen. Sur des chiens étranglés
récemment, et avant que l'asphyxie ne fût
complète, la racine de la verge fut mise à nu
jusque sur le muscle bulbo-caverneux ; à chaque
excitation du gland, ce muscle se contractait par
saccades et poussait le sang contenu dans le
bulbe à travers les conduits vasculaires du corps
spongieux, jusque dans le gland, qui arrivait
ainsi à un développement complet. Ces contractions régulières, *rhythmiques,* se continuaient pendant toute la durée de l'excitation.

Dans le coït, le frein, en tirant le gland en
arrière et en bas, fait que cet organe, à chaque
intromission de la verge dans le vagin, est soumis
à une friction contre les parois vaginales.

Le muscle bulbo-caverneux, en comprimant la racine de la verge et le tronc déférent veineux principal, s'oppose pendant l'acte copulateur à ce que le sang s'échappe de l'appareil, que le dégorgement soit trop rapide, et fait enfin que la fonction se continue jusqu'à l'émission du sperme.

En résumé, l'érection, pour se produire, doit donner lieu aux phénomènes suivants : 1° excitation du gland, 2° afflux plus considérable de sang artériel vers cette partie; 3° contraction des muscles bulbo-caverneux et ischio-caverneux; 4° refoulement du sang du bulbe dans le corps spongieux de l'urèthre; 5° enfin compression de la veine dorsale du pénis, par la portion antérieure du muscle bulbo-caverneux.

L'érection ne se produit pas si un seul de ces phénomènes est entravé dans sa marche, et partant, l'acte copulateur est impossible : il y a impuissance. Il était donc important, au point de vue du traitement que nous aurons à exposer plus tard, d'entrer dans les détails anatomiques qui précèdent, malgré leur étendue.

DE L'ACTE COPULATEUR CHEZ LA FEMME.

L'appareil génital de la femme est constitué de telle sorte, que la fonction copulatrice s'effectue dans des conditions pareilles, à celles que nous venons d'étudier chez l'homme. Le clitoris est l'analogue du pénis, dont il représente exactement la disposition sous un plus petit volume; c'est, comme la verge, la partie la plus sensible de tout l'appareil. Les deux bulbes du vestibule situés à l'entrée du vagin ont une fonction identique à celle qui est dévolue au bulbe de l'homme; de plus, ils activent la copulation en comprimant le membre viril pendant l'acte, au moyen du muscle constricteur.

La position du clitoris est telle, que le pénis exerce un frottement qui augmente chez la femme la somme des voluptés qui lui est dévolue. En effet, cet organe, au lieu de se porter comme la verge de bas en haut, se porte de haut en bas, de manière qu'il se trouve en contact avec le pénis à chaque propulsion de cet organe dans la cavité vaginale. Enfin les poils, qui garnissent le mont de Vénus, donnent encore à cette partie une sensibilité plus exquise. Pour l'homme, le coït est complet quand il y a eu éjaculation du sperme; pour la femme, qui n'a besoin dans l'accomplissement de cet acte ni d'excitation ni de désirs vénériens, il est cependant incomplet si elle n'éprouve aucun plaisir, aucune sensation, si, en un mot, le rôle qu'elle joue est entièrement passif.

Nous venons de voir comment s'opère l'acte copulateur ; le pénis, en se présentant à l'entrée du vagin, rencontre le clitoris, et ces deux parties étant les foyers sensitifs des organes des deux sexes, impriment une excitation qui augmente le désir d'un rapprochement plus complet. La verge glisse alors sur le rebord des deux bulbes, et, par un mouvement brusque et saccadé, elle pénètre dans le vagin, rendu élastique par un tissu érectile qui double ses membranes. A chaque intromission, l'excitation devient plus grande, et par le frottement qu'exerce le membre viril sur le clitoris, et par celui du gland de la verge sur le tissu vaginal, dont la turgescence s'accroît de plus en plus. Après un laps de temps plus ou moins long, le résultat est, d'un côté, l'éjaculation, de l'autre la réception dans l'utérus de la liqueur spermatique.

On a beaucoup discuté pour savoir quel est celui, de l'homme ou de la femme, qui éprouve le plus grand plaisir dans l'acte vénérien. Cette question n'est point résolue, et elle ne peut l'être. En effet, dans l'un et l'autre sexe, il y a des différences très-marquées dans la somme de volupté ressentie par chaque individu, et tandis que, chez l'un, le plaisir se traduit par quelques légers trésaillements; chez l'autre, il détermine un état presque frénétique.

Ce qu'il y a de certain, c'est que, chez l'homme, l'acte copulateur est suivi d'abattement, de faiblesse, tandis que la femme éprouve à peine une légère lassitude. *Triste est omne animal post coïtum, præter mulierem gallumque*, a dit Galien, et c'est ce qui explique pourquoi la femme peut *sacrifier à Vénus* un nombre de fois plus considérable que l'homme.

DE LA FÉCONDATION.

L'histoire de la fécondation est celle de la génération tout entière; et, pour rendre compte exactement de ce phénomène, il importe de rechercher qu'elles sont les matières fournies par l'un et l'autre sexe; comment ces matières sont mises en contact, et enfin comment, de ce contact, résulte la formation d'un nouvel être.

DU SPERME.

Les testicules, organes sécréteurs du sperme, sont composés d'éléments tubulés, très-ténus,

flexueux, entrelacés, accolés les uns aux autres.
La disposition anatomique des conduits sémi-
nifères permet de supposer que c'est dans toute
leur étendue que s'opère la sécrétion du liquide
prolifique. Ces vaisseaux se dirigent tous vers le
bord supérieur du testicule, se réunissent en
quinze ou vingt troncs qu'on nomme *conduits
spermatiques efférents*, qui vont, en diminuant de
calibre, donner naissance au *canal déférent*, après
avoir traversé l'épidydyme. Ce canal s'élève jusqu'à l'anneau inguinal, où il forme une anse,
puis il descend et va se jeter dans la vésicule séminale. Cette vésicule joue un rôle sur lequel
tous les auteurs ne sont pas parfaitement d'accord : pour les uns, c'est une glande ; pour les
autres c'est un réservoir temporaire du sperme.
Hunter a soutenu avec éclat la première de ces
opinions ; la seconde a eu pour défenseurs des
anatomistes non moins célèbres, de Graaf, Sœm-
mering, Burdach, etc. Les recherches de M. Gosselin (1), semblent démontrer que les vésicules
séminales sont à la fois des glandes et des ré-
servoirs, et en effet, d'un côté, on voit des follicules nombreux dans leur membrane muqueuse
et de l'autre on constate, à l'aide du microscope,
des animalcules spermatiques dans le liquide
qu'elles contiennent.

(1) *Archives gén. de méd.*, 1853.

Quoi qu'il en soit, dans l'éjaculation, ces organes se contractent et chassent le liquide qu'ils contiennent dans les canaux éjaculateurs, canaux dont les fibres sont douées de contractilité, de manière à favoriser la marche du sperme vers le canal de l'urèthre.

Parvenu dans ce conduit, le sperme se mélange avec différentes sécrétions glandulaires provenant de la prostate, des glandes de Cowper, des follicules de Littré et de Morgagni.

Le fluide prostatique est un liquide filant, transparent et dont l'analyse n'a point encore été faite. Celui que sécrètent les glandes de Cowper ou de Mery a avec lui une grande analogie ; enfin, le liquide qui provient des follicules de Littré et de Morgagni se mêle aussi au sperme et lubréfie les parois du canal de l'urèthre.

Ce mélange une fois opéré, le sperme s'échappe au dehors par saccades. Ce rôle a été jusque dans ces derniers temps attribué aux muscles bulbocaverneux ; M. Kobelt pense qu'on ne peut rapporter cette action et ces contractions alternatives qu'aux seuls muscles de l'urèthre.

Le sperme est un liquide épais, filant, répandant une odeur pénétrante, fade, *sui generis*, qui a été comparée à celle de l'eau de Javel ou à la fleur de marronnier ; il est alcalin, soluble dans l'eau et les acides, et coagulable par l'alcool.

Au moment de l'éjaculation, le sperme présente deux parties bien distinctes : l'une plus fluide, lactescente ; l'autre grumeleuse, transparente, et fort analogue à du blanc d'œuf.

Abandonné à lui-même au contact de l'air, il laisse déposer des prismes à quatre pans, terminés par de longues pyramides quadrangulaires et groupés en étoiles. Son analyse a donné à Vauquelin les résultats suivants :

$$
\begin{array}{lr}
\text{Eau} \dots\dots\dots\dots\dots & 900 \\
\text{Mucilage animal (spermative)} & 60 \\
\text{Soude} \dots\dots\dots\dots\dots & 10 \\
\text{Phosphate de chaux} \dots\dots & 30 = 1000
\end{array}
$$

On a constaté en outre, dans le sperme, du mucus, des granules élémentaires, et par l'examen microscopique, des particules animées auxquelles ont été donnés les noms de spermatozoïdes, de zoospermes, de spermatozoaires, d'animalcules spermatiques, etc.

Découverts en 1677, par un jeune étudiant allemand, Louis Hamm, les spermatozoïdes, décrits pour la première fois par Leeuwenhoeck, sont encore aujourd'hui le sujet de nombreuses divergences d'opinions. Considérés par les uns comme des êtres distincts du reste de l'économie constituant la partie essentielle du sperme, ils sont regardés par d'autres comme des *dérivés de l'organisme* et comme étrangers aux propriétés prolifiques de la semence.

Quoi qu'il en soit, les animalcules spermatiques de l'homme, comme ceux d'un très-grand nombre d'animaux vertébrés, mollusques, insectes, se composent d'une partie renflée ovoïde, un peu aplatie, à laquelle on a donné le nom de *tête*, et d'un prolongement filiforme qu'on appelle la *queue*. Leur petitesse est telle (0,048 à 0,058 de millimètre de longueur) que 50,000 réunis égalent à peine la grosseur d'un grain de sable.

Si on les observe au foyer d'un microscope, avec un grossissement de 3 ou 400 diamètres, on les voit se mouvoir avec une rapidité extrême ; ils s'agitent en tous sens, nagent à la manière des anguilles, ils se heurtent, ils se croisent entre eux. D'après Henle, ils peuvent, en sept ou huit minutes, parcourir un espace de 2 centimètres. Peu à peu les mouvements se ralentissent et la vie cesse, surtout s'ils sont exposés au froid ou à une température élevée (Godard). Cependant ils peuvent, exposés à l'air libre, vivre encore plusieurs heures, et Wagner assure avoir constaté des signes d'existence chez des zoospermes, vingt-quatre heures après avoir été éjaculés. Cette persistance de la vie est, en cette circonstance, d'inégale durée chez les divers animaux. Si les spermatozoaires ont pénétré dans matrice ou dans les trompes de Fallope, leur vie peut durer plus longtemps, même pendant une semaine (Leeuwenhoeck, Bischoff, Prévost et Dumas.)

Les spermatozoaires sont, chez l'homme, plus ou moins nombreux; ils peuvent même manquer complétement. Leur présence a été constatée dans la liqueur séminale d'un vieillard de 86 ans. (Duplay.)

La nature de ces animalcules est encore aujourd'hui vivement controversée; leur animalité, admise par Leeuwenhoeck et Spallanzani, est considérée actuellement comme une erreur par un grand nombre de savants. Wagner, Lallemand, Kölliker et MM. Longet, Coste, J. Béclard et Ch. Robin, regardent les zoospermes comme des éléments anatomiques doués de propriétés spéciales analogues aux cellules de l'épithélium vibratile. Cette opinion, basée sur l'absence des organes de nutrition et de reproduction, a été dernièrement encore vivement combattue par M. G. Pouchet et par Czermak.

Les ovaires sont, dans le sexe femelle, les analogues des testicules dans le sexe mâle, d'où le

nom de *testes muliebres* que leur donnaient les
anciens. Quelques animaux, comme les myxinoï-
des, plusieurs poissons, n'ont qu'un seul ovaire,
tandis que d'autres animaux inférieurs en présentent un bien plus grand nombre.

Dans l'espèce humaine, les ovaires sont au
nombre de deux, flottants dans le bassin et logés
dans un repli du ligament large. Leur couleur
est d'un bleu-rosé, et leur surface, lisse chez
les filles impubères, est bosselée, fendillée chez
les femmes avancées en âge.

Depuis Baër jusque dans ces derniers temps,
l'ovaire était considéré comme étant constitué par
une tunique fibreuse et par un tissu propre appelé
stroma, et dont la fonction était de sécréter
les vésicules de de Graaf. Il y a deux ans, un ana-
tomiste allemand, Otto Schröne, publia un mémoire dans lequel il émettait, relativement à la
structure de ces organes, une nouvelle opinion, à
laquelle, depuis, se sont rangés MM. Grohe, Henle
et M. Sappey. La nouvelle doctrine repose sur les
bases suivantes : 1° à la surface de l'organe, simple couche d'épithélium; 2° pas d'enveloppe
fibreuse; 3° la partie fondamentale de la glande
formée par une couche spéciale qui a pour fonction de sécréter les follicules de de Graaf. C'est la
portion glandulaire ou ovigène, la partie centrale ou
stroma de Baër; elle prend le nom de *portion bul-*

beuse et est constituée par des fibres muscu-
laires, des vaisseaux, du tissu cellulaire et des
nerfs. Sur cette portion glândulaire se groupent,
en nombre plus ou moins considérable, des vésicules ou petits sacs membraneux, fort apparents, appelés *vésicules de de Graaf.*

L'ovaire de la femme en présente de 15 à 20,
mais, à l'aide du microscope, on en aperçoit un
bien plus grand nombre; M. Sappey en a trouvé
en moyenne 1,600 par millimètre carré, et Henle
estime leur nombre à 72,000 pour les deux ovaires.

Chaque vésicule se compose de deux parties :
la coquille ou enveloppe, et le noyau ou œuf pro-
prement dit. Cependant M. Ch. Robin, n'admet
qu'un seul feuillet.

L'ovule humain a la forme d'une petite sphère
d'un diamètre de 1/15ᵉ à 1/20ᵉ de millimètre.

Avant la puberté, le poids des ovaires atteint
à peine 50 centigrammes, mais ils prennent à
cette époque un accroissement considérable; il en
est qui pèsent alors jusqu'à 10 et 12 grammes.
Diverses transformations s'effectuent encore dans
cet organe au moment des règles et sous l'influence de l'excitation du coït. A l'approche de la
menstruation, l'enveloppe d'une vésicule se gon-
fle, rougit, se ramollit et, en se rompant, donne
passage à l'ovule, qui est saisi par le pavillon de
la trompe de Fallope et porté par ce conduit dans

la matrice, d'où il est expulsé avec le sang des règles. La plaie de la vésicule se cicatrise et présente une tache de couleur rouge grisâtre, ou jaunâtre pâle, connue sous le nom d'*ovariule* ou de *corps jaune*. La menstruation est donc, comme nous le disons plus loin, le résultat de la fluxion sanguine qui s'opère autour d'un ovule arrivé à maturité.

Le contact du sperme et de l'ovule, animés de leur vitalité, est la condition indispensable de la fécondation et partant, de la production d'un nouvel être. Mais comment l'union de ces deux germes donne-t-elle lieu à la vie ?

Bien des hypothèses ont été émises pour expliquer l'imprégnation.

Dans l'antiquité, nous voyons les *séministes* qui font jouer dans ces actes un rôle à peu près égal aux deux sexes.

Hippocrate admettait une liqueur séminale chez la femme, et, selon le père de la médecine, il y avait une semence forte et une semence faible : la première produisant le mâle, la seconde produisant la femelle. Les progrès de la science ne permettent plus de regarder comme sérieuse la théorie d'Hippocrate.

Aristote prétendait que le fluide séminal n'existait que chez le mâle, et c'était aux menstrues qu'il attribuait le rôle que la femme joue dans l'acte de la génération. Pour ce grand philosophe, le sang constitue la base de l'individu nouveau, le sperme de l'homme lui donnant la vie et la forme qu'il doit revêtir. En un mot, et pour nous servir des expressions métaphoriques d'Aristote lui-même, le sang menstruel est le marbre, le sperme le sculpteur, le fœtus la statue.

Les idées d'Hippocrate et d'Aristote ont été reprises de nos jours par quelques savants. Descartes, Paschalis, Roussel, Maupertuis et Buffon doivent être classés au nombre des séministes. Leurs théories, quoique modifiées, ne sont pas plus soutenables que celles de leurs devanciers.

La découverte de la présence d'œufs dans ce qu'on avait appelé jusque-là les testicules de la femme, donna lieu à une nouvelle théorie pour expliquer le mystère de la génération. Les partisans de l'école qui se forma sont connus dans l'histoire sous la dénomination d'*ovaristes*.

La doctrine des ovaristes, attribue l'origine de tous les animaux et même de tous les êtres organisés au développement d'un œuf, selon l'axiome célèbre d'Harvey : *omne vivum ab ovo*. Dans la génération, la femme serait donc le principal acteur. L'exemple de certaines femelles qui pondent leurs œufs avant d'avoir été fécondées, la présence de têtards dans des œufs de grenouille non fécondés, firent admettre également pour l'homme, la préexistence des germes. Par conséquent, tout en reconnaissant que dans l'acte de la reproduction le mâle est nécessaire, les ovaristes prétendent que le sperme se borne à aviver les germes dont la femelle est dépositaire.

Quant à la question du mode de formation de ce germe et à sa présence dans l'ovaire, les ovaristes ne sont point tous d'accord. Pour les uns, les germes de tous les êtres vivants auraient été créés et répandus dans l'espace dès le commencement du monde, et pour se développer, il leur suffit de rencontrer des corps semblables à eux, capables de les retenir et aptes à les faire croître; pour les autres, tous les germes étaient concentrés dans un germe primordial qui renfermait le germe subséquent et ainsi de suite jusqu'à l'infini. Cette concentration a été appelée *emboîtement des germes* (Spallanzani, Valisnieri, Haller, Bonnet). Pour d'autres, enfin, et notamment pour Harvey, la femelle est fécondée par le mâle, comme le fer acquiert la vertu magnétique après qu'il a été touché par l'aimant.

Enfin, après la découverte des zoospermes, se fonda la théorie des *animalculistes,* et les animalcules spermatiques furent dès lors considérés comme le germe ou comme l'embryon lui-même.

Sans nous arrêter plus longtemps à toutes ces hypothèses plus ou moins ingénieuses, voyons quel est, touchant cette question, l'état actuel de la science ; mais, il faut bien le dire, on n'a point encore résolu ce grand problème.

Les expériences les plus récentes nous permettent de penser que ce n'est pas dans l'utérus, mais dans la partie des trompes la plus voisine du pavillon de cet organe, qu'a lieu la rencontre de l'œuf et du sperme. « La structure des trompes, dit M. Pouchet, leur vitalité et la nature des zoospermes empêchent de supposer que le fluide spermatique puisse remonter plus haut, et d'ailleurs le mucus infranchissable qui remplit ces conduits, oppose aux spermatozoaires un obstacle invincible. » D'après M. Coste, cependant, cette rencontre peut s'accomplir dans l'ovaire. Quant à l'union de l'œuf avec le sperme, on croit généralement qu'elle se fait par endosmose et que, lorsque le fluide fécondant se trouve en contact avec l'œuf, « il s'établit à travers celui-ci, de dehors en dedans, des courants spermatiques qui entraînent avec eux les spermatozoïdes. » M. Charles Robin, pense que « la nature de cette union consiste dans la dissolution des spermatozoïdes, avec pénétration endosmotique, molécule à molécule, dans l'ovule femelle, d'où la formation des cellules embryonnaires femelles. »

La fécondation à distance, comme le voulait la doctrine de l'*Aura seminalis*, est donc une erreur; néanmoins il importe de dire qu'il n'est pas toujours nécessaire pour que ce phénomène s'accomplisse que la verge pénètre dans le vagin. L'émission du sperme sur la vulve suffit pour que l'imprégnation ait lieu. «Il n'est pas rare, dit à ce propos le Dr Joulin, de rencontrer des maris disposés à décliner de bonne foi une paternité très-légitime, sous prétexte qu'ils ont toujours accompli la dernière partie du coït de manière à rendre la fécondation impossible. Il est bon pour le repos des familles que cette erreur soit complétement détruite. Parmi les cas de gestation survenus dans ces circonstances, j'en citerai un seul, observé par moi-même, en 1861, et qui est certainement des plus curieux. Je fus consulté, à cette époque, par une jeune femme de 27 ans, pour une tumeur abdominale qui lui causait de vives inquiétudes. Après un examen attentif, je conclus à une grossesse de six à sept mois. Elle opposa à mon diagnostic une raison en apparence assez péremptoire : elle était vierge. En effet, la membrane hymen très-développée, était intacte et permettait à peine l'introduction du petit doigt. Sans tenir compte de cette fin de non-recevoir, j'auscultai, et les bruits fœtaux confirmèrent d'une manière inébranlable ma première impression.

Plus tard, elle fit des aveux très-spontanés : elle avait subi un *seul* rapprochement, plutôt prévulvaire que sur la vulve. Des circonstances, qu'il serait sans importance de mentionner, me donnèrent la conviction de la véracité de ce récit. »

Ce fait, dont nous avons eu nous-mêmes l'occasion d'en observer un semblable, s'explique par la mobilité dont les spermatozoaires sont doués. A peine déposés sur la vulve, ils s'introduisent dans le vagin, et *instinctivement* ils se dirigent vers la cavité utérine; Henle, qui a mesuré leur vitesse, estime qu'ils parcourent environ 1 centimètre en quatre minutes; la quantité de sperme nécessaire pour obtenir la fécondation est, du reste, extrêmement faible, la vingt-millième partie d'un milligramme de sperme peut animer un œuf.

La faculté génératrice ne se montre pas toujours à une époque fixe; chez les femmes elle est indiquée par l'apparition d'une fonction qui existe chez toutes, à quelque race qu'elles appartiennent: Je veux parler de la mentruation.

Le climat, la latitude géographique, les races, les habitudes, l'alimentation, le tempérament, etc., influent grandement sur la première apparition des règles. Les femmes des pays chauds sont en général réglées plus tôt que celles qui habitent les pays froids ; ainsi dans l'Inde, l'Arabie et la Chine, il n'est pas rare de trouver des mères à peine âgées de 8 à 9 ans, tandis qu'en Laponie, en Russie, en Norwége, la menstruation n'a lieu ordinairement que vers 18 ou même 20 ans. En France, c'est, le plus communément, vers la 15ᵉ année que la femme voit pour la première fois ce signe de nubilité.

TABLEAU de la première apparition des règles dans les climats tempérés, basé sur 8,241 observations (1).

AGE.	De Soyre. Paris.	Dubois. Paris.	B. de Boismont. Paris.	Bouchacourt. Lyon.	Raciborski. Paris.	M. d'Espine. Marseille.	Roberton. Manchester.	Orsiander. Göttingue.	Grey. Londres.	Lee et Murphy. Londres.	Dyster. Madère.	Tariziano. Corfou.	Lebrun. Varsovie.	TOTAL pour chaque âge.
8	1	»	2	»	»	»	»	»	1	»	»	»	»	4
9	2	2	11	»	1	»	»	»	4	14	»	1	»	35
10	9	8	29	5	7	»	»	»	5	55	»	»	»	118
11	39	26	96	14	22	6	10	»	52	67	2	5	»	340
12	74	42	129	25	44	10	19	3	90	123	11	6	»	577
13	103	64	138	47	60	13	53	8	183	210	19	3	»	901
14	154	82	212	50	84	9	85	21	266	311	35	4	1	1,314
15	170	99	204	76	115	16	97	32	291	320	67	3	15	1,505
16	156	96	140	79	112	8	76	24	234	284	40	4	27	1,260
17	134	76	133	58	92	4	57	11	181	158	41	4	35	984
18	78	50	95	38	55	2	26	18	105	112	12	3	13	607
19	46	25	43	21	38	»	23	10	45	42	11	»	6	310
20	19	18	33	9	24	»	4	8	26	29	4	»	2	176
21	12	6	8	5	18	»	»	1	8	9	»	»	1	68
22	2	3	8	1	2	»	»	»	3	4	»	»	»	23
23	»	1	4	»	»	»	»	1	2	1	»	»	»	9
24	1	2	»	5	2	»	»	»	»	»	»	»	»	10
25	»	»	»	»	1	»	»	»	1	»	»	»	»	2
26	»	»	»	»	»	»	»	»	»	»	»	»	»	»
	1,000	600	1,285	434	677	68	450	137	1,498	1,719	242	33	100	8,241

Le chiffre le plus élevé correspond à la 25ᵉ année.

(1) Joulin, *Traité des accouchements.*

De ce tableau et des statistiques recueillies dans les pays chauds et froids, il résulte qu'on peut dire , d'une manière générale , que l'époque de la puberté est en raison inverse de la latitude géographique : plus le degré de latitude se trouve élevé, moins la puberté a de tendance à devenir précoce. Les races présentent aussi des diffé-. rences sur l'apparition de cette fonction ; ainsi les négresses, nées en Europe, sont réglées de bonne heure. En Pologne, les juives deviennent pu- bères beaucoup plus tard que les femmes de la race slave (Raciborski).

M. G. Lagneau fait même jouer aux races le rôle principal dans l'apparition de la menstrua- tion. D'après les recherches de cet éminent écri- vain, il ressortirait que, les différences de lati- tude , de température, ainsi que d'habitation ne suffisent pas toujours pour expliquer les varia- tions que l'on observe en France, dans l'âge moyen de la puberté féminine, voire même de la ménopause, et que parfois ces variations parais- sent plutôt dépendre de la diversité des ori- gines ethniques. « La rapidité du développement de l'organisme différerait selon les races » (1).

La menstruation est ordinairement moins avan- cée dans les campagnes que dans les villes. La

(1) Bulletin de la Société d'Anthropologie, t. VI, 4° série. 1865.

lecture des romans, les spectacles, la danse, les
concerts, en un mot, tout ce qui impressionne le
système nerveux, hâte singulièrement la première
apparition des menstrues. Ce phénomène se
montre plus tardivement chez les femmes d'un
tempérament lymphatique et chez celles d'une
constitution faible et délicate. Cependant, sous
tous ces points de vue, il y a de nombreuses exceptions, et l'on trouve dans les annales de la
science bien des exemples de menstruations très--
précoces ou très-tardives.

J'ai dit plus haut que l'évacuation mensuelle du
sang était le résultat de la fluxion sanguine qui
s'opère autour d'un ovule arrivé à maturité. Cette
théorie, dont l'honneur de la découverte revient à
Schweighæuser et à M. Pouchet, est aujourd'hui
admise par tous les physiologistes, et l'hémorrhagie menstruelle est considérée comme liée à une
fonction spéciale des ovaires qui consiste dans la
rupture d'une vésicule et dans la rupture d'un
ovule. Le docteur Oldham a eu l'occasion de constater sur le vivant cette turgescence de l'ovaire qui
précède l'évacuation mensuelle. Une femme, soi-
gnée à l'hôpital de Guy, était atteinte d'une double
hernie des ovaires. Ces organes faisaient saillie
dans l'anneau inguinal, et à l'aide du doigt on
pouvait facilement les explorer. Chaque mois les
deux ovaires, ou un seul, devenaient douloureux,

et augmentaient de volume. Cet état persistait pendant toute la durée des règles.

Certains symptômes généraux et locaux précèdent et annoncent l'apparition des règles.

Parmi ces derniers nous citerons un sentiment de pesanteur, de gonflement, de chaleur au bas-ventre et aux reins. En même temps il se manifeste une odeur spéciale qui provient du mucus excrété par les organes génitaux. Il survient un écoulement muqueux, blanchâtre, plus ou moins promptement suivi d'un écoulement sanguin dont la durée est très-variable. Ainsi, sur 562 femmes, cette durée a été, dans l'ordre de fréquence, de huit, trois, quatre, deux, cinq, six, dix, sept jours. Ordinairement elle est de quatre à huit jours.

La quantité de sang perdu est loin d'être la même chez toutes les femmes : ainsi, tandis que les unes *voient* à peine quelques taches, d'autres ont de véritables pertes. Cette quantité, plus considérable chez les femmes du Midi que chez celles du Nord, est évaluée, en moyenne, à 100 ou 150 grammes.

Les anciens considéraient le sang des règles comme vénéneux : nous ne rappellerons pas toutes les fables racontées à ce sujet, le temps et l'observation ont fait justice de toutes ces erreurs. Le liquide menstruel n'est pourtant pas complétement identique à celui qui s'écoule d'une plaie, il est moins coagulable et plus visqueux, ce qui tient à son mélange avec le mucus utérin et vaginal (Raciborski).

La menstruation revient à des périodes régulières; cependant, au début de la puberté, la seconde apparition est souvent séparée de la première par un intervalle de plus de trente jours. Les auteurs ne sont pas tous d'accord sur l'époque habituelle du retour périodique des règles. Les uns disent que cette période est de vingt-huit jours (Brierre de Boismont), les autres de vingt-sept jours et demi (Schweig), d'autres donnent comme moyenne trente jours.

La grossesse et l'allaitement suspendent d'ordinaire la menstruation : cette règle est générale, mais non sans exception.

Bien des gens croient encore aujourd'hui que les règles subissent, dans leurs évolutions, l'influence de la lune, et, en ces derniers temps, cette singulière idée a été soutenue par un médecin de Strasbourg, M. le Dr Strohl. Il suffit de jeter les yeux sur la statistique donnant les époques menstruelles des femmes pour voir combien cette vieille théorie est erronée.

Les relations sexuelles n'ont, en général, aucune influence sur la menstruation des femmes bien portantes et bien réglées ; cependant un coït pratiqué avec excès peut rendre l'écoulement sanguin plus abondant; il peut même, en imprimant à l'organisme une modification favorable, aider à l'accomplissement de cette fonction.

La cessation *définitive* des règles, ou *ménopause*, arrive parfois brusquement, sans qu'aucun phénomène précurseur en avertisse la femme. Le plus souvent elle a lieu lentement, par la diminution progressive de la quantité du sang perdu.

De même que l'âge où s'établit la puberté oscille dans des limites très-étendues, de même l'âge critique n'arrive pas à une époque fixe et égale pour toutes les femmes ; il en est qui cessent de *voir* à 22 ans, d'autres à 26, 28 et 30 ; Bernstein et Blancard en citent qui ont conservé leurs règles jusqu'à 80, 90 et 106 ans. On peut dire, en général, que sous nos climats la ménopause arrive de 40 à 50 ans (Raciborski et Dechambre).

La suppression définitive des règles coïncide avec des phénomènes ovariques inverses de ceux qui accompagnent l'apparition des menstrues : l'ovaire cesse d'élaborer les vésicules ; il se transforme, s'atrophie, et les vésicules qu'il contient sont résorbées et disparaissent. Les trompes, l'utérus et les glandes mammaires s'atrophient à leur tour et suivent le dépérissement des ovaires.

La ménopause s'accompagne de troubles qui persistent pendant un temps plus ou moins long, mais ce n'est point, comme on le croit généralement, une époque dangereuse de la vie des femmes, et elle ne prédispose nullement au cancer et aux affections organiques ; elle peut donner lieu cependant, si on néglige quelques précautions hygiéniques, à des accidents du côté du système nerveux et à une perte sanguine plus ou moins abondante.

La stérilité est une conséquence fatale de la cessation des règles ; la ménopause détruit l'aptitude à la fécondation, mais non point l'aptitude à la sensation voluptueuse. D'après les recherches du Dr Joulin, les femmes d'un tempérament passionné peuvent conserver et ressentir les sensations génitales assez longtemps après que l'évolution ovarienne s'est supprimée. On peut en conclure, dit cet auteur, que le sens génital de la femme est indépendant de la fonction de reproduction.

La fonction génératrice a des rapports intimes avec les autres fonctions de l'organisme ; car, si ces dernières ne s'exécutent pas avec une énergie suffisante, l'homme est inapte à reproduire son semblable.

La nutrition a sur la fécondité une influence

incontestable. Ce ne sont pas les individus qui vivent dans le luxe, la paresse, dont la nourriture est toujours abondante et recherchée, qui sont les plus propres à la reproduction. Sans parler de l'Irlande, une des contrées les plus pauvres de l'Europe, où toutes les familles sont nombreuses, tout le monde sait que les hommes qui vivent au milieu des champs et sur les bords de la mer ont presque toujours beaucoup d'enfants. La faculté procréatrice est surtout remarquable chez ceux dont la nourriture est frugale, grossière, même insuffisante. La nature a, sans doute, voulu que les chances de reproduction soient pour l'espèce humaine ce qu'elles sont pour les autres espèces, en raison directe des chances de destruction. C'est un fait que l'observation démontre d'une manière irrécusable. La nutrition est à son tour influencée par le coït; modéré, celui-ci aiguise l'appétit, tandis qu'il trouble les fonctions digestives s'il est excessif; à la longue il amène le dépérissement de l'individu.

La faculté génitale a également des relations très-intimes avec la circulation et la respiration; trop souvent mise en jeu, elle donne lieu à des palpitations, et même à la syncope. La lascivité des phthisiques, l'érection et l'éjaculation qui accompagnent fréquemment la pendaison et la strangulation, sont dues aux troubles respiratoires déterminés par ces états anormaux. Le rectum, à cause de son voisinage avec l'appareil génital, exerce sur lui une grande influence : ainsi, les efforts de défécation déterminent, chez certains individus, des érections fatigantes, suivies parfois d'éjaculations.

Le désir vénérien est mis en jeu par l'imagination, par la vue, mais surtout par les excitations extérieures, car quelquefois les organes ne sortent de leur apathie qu'après des attouchements licencieux. Dans tous les cas, l'imagination, la partie intellectuelle de notre être, joue le rôle principal dans l'apparition de ce phénomène : ainsi, une femme violée, ou qui a des rapports avec un homme pour lequel elle éprouve une sorte de répulsion, reste passive et accomplit sans volupté la fonction copulatrice.

Gall a placé le siége du sens génésique dans le cervelet, et, en effet, le développement de cette portion de l'encéphale et des muscles de la nuque est presque toujours en proportion directe avec l'énergie de la faculté procréatrice ; les castrats ont la nuque étroite et aplatie. Enfin, M. Serres a démontré qu'un épanchement siégeant au cervelet s'accompagne d'une turgescence des parties génitales et souvent de pollutions. La moelle épinière a, avec la fonction procréatrice, des relations intimes. Tout le monde sait combien les affections de la moelle réagissent sur les organes génitaux.

L'odorat, l'ouïe, le goût même, le toucher surtout, ont, comme nous l'avons dit, une action manifeste sur l'éveil du sens génésique.

Un grand nombre de circonstances peuvent exercer une certaine influence sur le développement de la génération. Nous nous bornerons à les passer rapidement en revue.

L'âge de la puberté n'est pas celui où l'homme possède, dans sa plus grande force, la faculté procréatrice. La nubilité ne commence guère pour les femmes qu'à vingt ans, et pour les hommes, que de vingt-cinq à trente. C'est seulement à cet âge que la copulation peut donner des produits de bonne constitution. Cette faculté s'éteint chez la femme à l'époque de la ménopause, et chez l'homme elle diminue, en général, à partir de la cinquantième année.

Les individus doués d'une constitution athlétique et d'un tempérament bilieux sont les plus aptes à l'acte de la copulation.

Le moral a, nous l'avons dit, une grande influence sur le sens génésique, et l'homme à imagination ardente peut s'adonner plus facilement au plaisir de l'amour que celui dont l'intelligence est bornée et paresseuse. Cependant, les travaux abstraits et longtemps continués frappent quelquefois les organes sexuels des hommes d'étude d'impuissance et de stérilité.

Tout ce qui tend à activer la circulation, tous les exercices du corps favorisent et excitent à l'acte vénérien ; au contraire, tous les métiers exercés dans des chambres mal aérées produisent un effet opposé.

Comme dans l'apparition de la menstruation, les climats réagissent sur l'accomplissement de la génération. Dans les pays chauds, les hommes et les femmes sont pubères de bonne heure ; mais de bonne heure aussi les femmes cessent d'être menstruées et les hommes sont frappés d'impuissance.

Néanmoins, le sens génésique est incontestablement plus énergique dans les régions à température élevée que dans les contrées froides. Et cependant la saison la plus chaude de l'année n'est point la plus favorable à l'exercice de la génération. Les statistiques de M. Villermé démontrent d'une façon péremptoire que l'influence du printemps est de beaucoup supérieure à celle de l'été.

DE L'IMPUISSANCE CHEZ L'HOMME.

L'impuissance chez l'homme peut tenir à des vices de conformation des organes génitaux extérieurs, ou à l'empêchement de l'émission du sperme, ou enfin au défaut de faculté érectile de la verge. Nous allons examiner successivement ces différentes causes.

Anomalies de la verge. L'absence complète du membre viril, qu'elle soit accidentelle ou congénitale, entraîne nécessairement l'impuissance. Ce vice de conformation est rare; cependant, dans les annales de la science, on en trouve plusieurs exemples. Fodéré en rapporte une observation très-intéressante, et un fait de ce genre a été relaté, il y a dix ans environ, par le professeur Nélaton. Cet organe est quelquefois remplacé par un mamelon à la surface duquel s'ouvre le canal de l'urèthre. Dans ce cas, le coït ne peut avoir lieu, mais la fécondation est possible, car il suffit, comme nous l'avons dit plus haut, que le sperme soit déposé à l'entrée de la vulve pour que la conception s'opère. La petitesse du pénis ne peut donc pas non plus être rangée parmi les causes d'impuissance; néanmoins, quand cette petitesse est portée à l'extrême, l'éjaculation est impossible pendant le coït, à cause du défaut de pression exercé par les parois vaginales.

La grosseur et la longueur excessives du membre viril sont, dans certains cas, susceptibles de s'opposer à la génération. Et, en effet, pour que ce phénomène puisse s'accomplir, il faut qu'il y ait plaisir des deux côtés, et l'intromission d'un pénis trop développé peut produire des contusions, des déchirements, et amener au col de l'utérus une inflammation grave et douloureuse. Tout le monde connaît l'histoire rapportée par Zacchias de cette courtisane romaine, qu'une semblable organisation d'un de ses amants faisait toujours tomber en syncope pendant le coït.

Il est impossible de remédier à l'absence même partielle de la verge ; quant à sa petitesse, on a conseillé l'usage de plusieurs instruments, et de ce nombre, je citerai celui que le Dr Roubaud dit avoir employé, dans un cas, avec succès ; il consiste en un cylindre en caoutchouc de la grosseur d'un pénis ordinaire, et dans l'intérieur duquel est taillé un canal, dont le diamètre est exactement celui de la verge en érection. Ce cylindre est maintenu au pubis au moyen d'une lanière également en caoutchouc passée sous les lombes comme un bandage de corps, de manière à lui permettre les mouvements de va-et-vient du coït, mouvements

transmis à la verge emprisonnée dans son intérieur. Quand l'individu est d'une faible constitution, on doit lui prescrire une nourriture suc-
culente, un régime tonique et les exercices
corporels capables de lui donner des forces et de
l'énergie, en même temps lui conseiller de se
livrer quelquefois à l'acte copulateur. Le développement excessif du pénis n'est souvent que relatif,
et dans bien des cas on peut remédier à cet obstacle à la génération par la dilatation du conduit vulvo-utérin chez la femme. Si la dimension
du membre viril pèche par excès de longueur,
on conseillera à l'homme d'agir avec prudence,
et à la femme de porter un pessaire qui garan-
tira l'utérus.

Direction vicieuse du pénis. Cette anomalie, que
la verge soit dirigée en haut ou en bas, à droite
ou à gauche, empêche la copulation. Quoique
rare, elle a été observée plusieurs fois. Albinus
rapporte le fait d'un homme dont le membre viril
offrait au moment de l'érection une tumeur si
volumineuse que le coït devenait impossible. Cette
déviation anormale est due à une dilatation ané-
vrysmatique résidant dans les corps caverneux
ou dans le corps spongieux de l'urèthre. Quand le
défaut de rectitude du pénis reconnaît cette cause,

elle est au-dessus des ressources de l'art, et l'impuissance qu'elle entraîne est par conséquent absolue. Quand au contraire la direction vicieuse de la verge est causée par une longueur excessive du frein, il suffit de pratiquer une incision sur cet organe pour faire disparaître le tiraillement incommode qui le déterminait.

Bifurcation de la verge. Anomalie constituée par la division du pénis en deux, ce qui fait un pénis double, ou plutôt deux demi-pénis. Cette duplicité ne détermine l'impuissance que lorsque aucune division du membre ne peut être introduite dans la cavité vaginale. Ce vice de conformation se rencontre du reste rarement seul, et, comme nous le verrons plus tard, il accompagne presque toujours l'extrophie de la vessie.

Absence du prépuce. L'absence du prépuce n'entraîne pas ordinairement l'impuissance, mais elle enlève au gland une partie de sa sensibilité, et se trouve ainsi avoir une certaine influence sur les désirs vénériens. On a cherché à remédier à ce vice de conformation, quand il est congénital, par un procédé qui consiste à former un fourreau artificiel avec la peau qui se trouve placée au-dessous du gland. Non-seulement cette opération n'est pas sans danger, mais encore elle réussit rarement ; aussi, croyons-nous qu'il vaut mieux s'abstenir de la pratiquer, surtout quand la difformité n'est pas considérable.

Phimosis. Le phimosis est constitué par un prépuce dont la longueur dépasse le gland, et qui ne peut être refoulé en arrière, à cause de son étroitesse. Il peut survenir à la suite d'une mala-die syphilitique ou d'une blennorrhagie, ou être congénital ; dans tous les cas, le phimosis gêne l'émission du sperme et rend souvent doulou-reuse pour l'homme l'intromission de la verge dans les organes de la femme. Quand cette ma-ladie est liée à une affection vénérienne, elle dis-paraît avec la cause qui lui a donné naissance ; quand elle est naturelle, la chirurgie possède les moyens de la guérir très-promptement. Une sim-ple incision, en augmentant l'étendue de l'ou-verture préputiale, suffit quelquefois ; le plus sou-vent cependant, il faut recourir à l'excision ou à la circoncision, opération qui consiste à enlever une portion du prépuce.

La brièveté du frein, en tirant fortement en bas le méat urinaire, peut gêner le coït ; il est facile d'y remédier en coupant le frein, soit par un coup de ciseaux, soit avec le bistouri.

Extrophie de la vessie. Ce vice de conformation n'est point par lui-même une cause d'impuissance, mais il s'accompagne presque toujours d'une imperfection dans l'organe du membre viril, et donne lieu ainsi à une impuissance incurable. Dans ce cas, il existe au-dessus du pubis une tumeur globuleuse d'un rouge plus ou moins vif, d'un volume très-variable, et qui laisse suinter constamment de l'urine. Une certaine portion de la paroi antérieure de l'abdomen manque, ainsi que celle de la vessie. En même temps le pénis est court, sans canal et non perforé; quand il offre une ouverture, celle-ci n'aboutit à aucune cavité. Le plus souvent l'individu atteint de cette infirmité ne peut se livrer au coït, quelquefois même il y a absence complète des désirs vénériens. Cependant il n'en est pas toujours ainsi, et M. Huguier a rencontré un exemple de ce genre à l'hôpital de la Charité de Paris. Chez le malade dont notre confrère a raconté l'observation, la fonction copulatrice était conservée, la verge entrait en érection, et le spasme voluptueux était suivi d'une émission de sperme qui s'écoulait en nappe autour de la tumeur. Cette infirmité est incurable.

Le gland et l'urèthre présentent de nombreuses anomalies; mais, comme elles n'entraînent pas seulement l'impuissance, mais encore la stérilité, nous en parlerons au chapitre que nous consacrerons à cette dernière affection.

L'impuissance peut, outre les vices de conformation que nous venons de passer en revue, être encore occasionnée par défaut, perversion, ou excès d'énergie, être symptomatique de certains états physiologiques. Elle peut aussi être sympathique ou consécutive à un état pathologique ou organo-pathologique.

Nous suivrons dans cette étude la marche tracée par le Dr Roubaud.

L'impuissance idiopathique par défaut d'énergie peut être congénitale ou accidentelle. Dans le premier cas, elle est toujours liée à une mauvaise constitution et à un arrêt de développement des organes génitaux. Dans le second, elle peut se produire primitivement ou secondairement : primitivement, elle se montre sans cause connue et au milieu des conditions les plus favorables à la copulation ; secondairement, elle peut être sous la dépendance de causes physiques ou morales. Parmi les premières on cite une indigestion, un excès non habituel de boissons, un bain froid ; parmi les secondes, toute émotion violente, une frayeur profonde, une grande joie.

Nous pourrions, à l'appui de ces assertions,

citer de nombreux exemples, soit observés par nous-même, soit consignés dans les livres de médecine.

Ces espèces d'impuissances n'ont quelquefois qu'une courte durée; mais, quand elles surviennent tout d'un coup, elles jettent celui qui en est frappé dans une profonde tristesse.

A l'impuissance congénitale on opposera un traitement général, ayant pour but de relever les forces du malade. Contre la syncope génitale accidentelle, il n'existe pas de spécifique; le traitement doit varier selon les individus, avec chaque idiosyncrasie et suivant la cause productrice.

En général, on ne devra user qu'avec réserve de ces agents médicamenteux, décorés du nom d'aphrodisiaques : le phosphore, la strychnine, la vératrine, les cantharides. Si quelquefois, par leur emploi, on peut obtenir une érection de la verge, cette érection est non-seulement douloureuse, mais encore elle n'est que passagère. De plus, il ne faut point oublier que l'administration de ces remèdes n'est pas sans danger. Cependant ces recommandations ne doivent pas être prises à la lettre, et cette règle n'est pas sans exception.

Les agents physiques comprennent le calorique et l'électricité.

Les formes sous lesquelles on administre le calorique sont, comme excitant général, les boissons chaudes, l'exposition devant un foyer de chaleur, les bains de vapeur, etc.; comme excitant local, l'insolation un peu concentrée par des verres lenticulaires, les douches de vapeur, l'application de briques chauffées, etc.

Le froid, au moyen de lavages à l'eau sur les parties génitales agissant comme tonique, donne quelquefois d'assez bons résultats. On peut en dire autant de certains moyens mécaniques, le massage, les frictions sèches, la flagellation, l'urtication, les sinapismes, etc.

Mais il est incontestable que le moyen le plus efficace, employé contre l'impuissance idiopathique par défaut d'énergie, est l'électricité, quel que soit le mode mis en usage.

L'impuissance peut être déterminée par une cause qui semble diamétralement opposée à celle dont nous venons de parler. Et en effet, elle se produit quelquefois par suite d'*excès d'énergie*. Dans ce cas, l'érection est sans désirs vénériens, ou ces désirs vénériens ne s'accompagnent pas d'érection. On a classé dans ce cadre les quatre états pathologiques suivants : 1° le priapisme, 2° l'érotomanie, 3° l'aspermatisme, 4° le satyriasis.

Dans le *priapisme*, l'érection est violente, douloureuse, et fréquemment elle se montre avec des symptômes d'excitation générale. Les causes de cette surexcitation sont fort nombreuses ; due quelquefois à une affection nerveuse ou herpétique, elle est le plus souvent déterminée par l'usage inconsidéré des aphrodisiaques, et notamment des cantharides.

Le priapisme prolongé est dangereux ; il se complique presque toujours d'une cystite, ou d'une entérite graves, et même, en l'absence de ces complications, il peut se terminer par la mort, ou tout au moins par la gangrène de la verge.

L'individu atteint de la maladie dont nous parlons n'éprouve aucun désir amoureux, et si une éjaculation a lieu, loin d'être agréable et de calmer le priapisme, elle irrite davantage encore la muqueuse du canal de l'urèthre, et il n'est pas rare de la voir être suivie d'une hémorrhagie abondante.

Au début, quelques lotions froides peuvent faire cesser le priapisme ; mais, quand on a à craindre le retour de cette surexcitation anormale, on aura recours aux bains généraux, à une faible température (de 15 à 16 degrés), aux boissons rafraîchissantes froides, au lait et à une douce alimentation. L'érection se produisant plus fréquemment quand le malade est couché sur le dos, il évitera de prendre cette position, et son lit ne devra être ni trop mou, ni trop chaud. Enfin, au besoin, on prescrira le camphre, le lupulin, ou les opiacés.

Dans les cas plus graves, on emploiera les émissions sanguines locales et générales, et au besoin, des mouchetures pratiquées sur les corps caverneux du pénis.

Quand le priapisme est sous la dépendance d'une autre maladie, c'est contre celle-ci que sera dirigé le traitemeut.

L'*érotomanie*, véritable névrose de l'intelligence, est rarement suivie d'érection, et ce qu'il y a de singulier dans cette affection, c'est que l'impuissance ne se montre qu'en présence de la personne qui lui a donné lieu. Ainsi, il est des individus dont le sens génésique semble éteint lorsqu'il se trouve à côté de la femme, objet de leur amour, et dont les facultés se réveillent énergiquement quand ils se trouvent avec une autre femme. L'impuissance n'est donc ici que relative.

Dans l'*aspermatisme*, les facultés morales ne sont ni exaltées, ni perverties, l'érection est normale, et cependant l'éjaculation est impossible.

Cette affection, qui doit son nom au Dr Roubaud, qui, le premier, en a donné la description, serait, selon cet auteur, presque toujours due à un état spasmodique des conduits éjaculateurs ou de l'urèthre. L'oblitération de ces conduits peut empêcher également l'éjaculation, mais, dans ce cas, il y a stérilité, tandis que les individus atteints d'aspermatisme, émettent du sperme, soit pendant le sommeil, soit parfois en se masturbant.

L'aspermatisme disparaît ordinairement avec l'âge ; aussi ne l'observe-t-on toujours que chez les hommes jeunes.

On a conseillé contre cette affection les émissions sanguines, si rien, dans l'état du sujet, ne les contre-indique ; à l'intérieur, les opiacés et les antispasmodiques ; à l'extérieur, des frictions avec la belladone ou la ciguë ; enfin, nous avons retiré de grands avantages des bains froids et des vésicatoires *non cantharidés*, appliqués dans le voisinage de la verge et saupoudrés d'un sel de morphine.

Le *satyriasis* peut devenir, par de trop fréquents sacrifices à Vénus, une cause d'impuissance. Le satyriasis vrai est, du reste, une affection excessivement rare et dont on ne possède que très-peu d'observations.

Quelques auteurs ont, enfin, dans ces dernières

années, signalé une impuissance idiopathique par perversion d'énergie. Il est, en effet, des individus qui éprouvent pour le sexe une aversion insurmontable, et, cependant, chez eux, l'érection se produit et s'accompagne d'éjaculation. C'est une véritable aberration morale.

L'impuissance par perversion est complète ou incomplète. « Dans le premier cas, l'excitabilité morale, et, par une conséquence fatale, l'excitabilité physique, restent sourdes à tout ce qui les éveille et les surexcite dans l'état physiologique. »

« La perversion est incomplète lorsque, après un commencement d'excitation interne et d'érection, celles-ci ne se peuvent soutenir malgré la persistance de l'action excitatrice, et s'affaisse, avant l'entière consommation de l'acte. » (Roubaud.)

Un amour contrarié, des travaux intellectuels trop prolongés et surtout la masturbation, sont les causes les plus ordinaires de cette impuissance, qui, dans le plus grand nombre de cas, ne réclame que des moyens moraux.

Ces moyens, que le médecin est surtout apte à trouver, varient selon la cause qui a donné naissance à l'affection.

Cependant l'impuissance par perversion d'énergie peut être sous la dépendance de la crainte. Un homme n'a pu dans une circonstance accomplir jusqu'au bout l'acte du coït, et l'appréhension d'un nouvel échec est la cause même de cet échec. Dans ce cas, les aphrodisiaques, en déterminant une excitation générale assez énergique pour permettre le coït, rendent de véritables services. Leur usage n'a pas même besoin d'être longtemps continué; le malade est rassuré sur son état et il aborde l'acte sans redouter une défaite, confiant dans son énergie, sur laquelle il ne comptait plus.

L'impuissance peut se trouver sous la dépendance de certains états pathologiques ou physiologiques.

Dans cette dernière classe se trouvent compris l'âge, la constitution et le tempérament.

Nous avons déjà dit à quelle époque de la vie apparaissait la fonction génitale et à quelle époque elle cessait d'exister. Nous ne reviendrons pas sur ce sujet. Cependant, il y a de nombreux exemples de précocité et de longévité amoureuses : ainsi, d'après saint Jérôme, une femme devint enceinte des œuvres d'un enfant de 10 ans; tout le monde sait que Wadislas, roi de Pologne, eut des garçons à l'âge de 90 ans, et qu'à 100 ans Thomas Parr faisait partager à son épouse toutes les voluptés de la couche conjugale. Un de nos illustres confrères, âgé de 76 ans, nous a affirmé plusieurs fois être aussi robuste, sous le rapport

de la fonction copulatrice, qu'à l'âge de 30 ans.
Ce ne sont là que des exceptions, et il n'est même
pas permis de chercher à imiter ces exemples.
Avis aux jeunes et aux vieux imprudents !

Aucune constitution, aucun tempérament (à
la condition toutefois que l'individu n'est atteint
d'aucune maladie), n'est capable de produire l'impuissance. La plupart des états pathologiques
peuvent, au contraire, amener ce résultat. De
ce nombre nous citerons l'obésité et l'amaigrissement.

L'obésité peut être, tour à tour, cause ou effet, c'est-à-dire que l'impuissance amène parfois,
comme chez les eunuques, un embonpoint considérable, et quelquefois aussi c'est l'obésité qui
détermine l'anaphrodisie.

En effet, le développement anormal de l'abdomen rend le coït impraticable, et si l'homme peut
souvent surmonter cet obstacle en donnant à la
femme ou en prenant lui-même une position particulière, il lui est parfois impossible d'en triompher. Outre cette cause d'impuissance chez les
obèses, il en est beaucoup d'entre eux dont les
organes génitaux sont frappés de frigidité. Les
plaisirs de la table remplacent alors ceux de l'a-
mour.

L'impuissance symptomatique de l'obésité est incurable tant qu'existe la cause productrice ; c'est donc contre cette cause que le traitement devra être dirigé.

L'amaigrissement exerce une influence très-marquée sur les organes génitaux, je veux parler de l'amaigrissement extrême, symptomatique d'un état pathologique, et non point de cet amaigrissement qui peut coïncider avec une bonne santé. Dans le premier cas, le sens génital et l'appareil copulateur suivent dans leur marche descendante toutes les autres fonctions de l'organisme et participent au dépérissement général. Cette règle n'est point sans exception, et tandis que le *tabes dorsalis* s'accompagne d'impuissance, le phthisique a des désirs vénériens et possède la faculté de les satisfaire.

L'anaphrodisie existe durant la plupart des maladies aiguës, avec mouvement fébrile, pendant les convalescences, surtout à la suite d'affections dans lesquelles il y a eu d'abondantes évacuations, et enfin dans le cours d'un grand nombre de maladies chroniques : pour ne citer que les principales, la chlorose, dont l'homme peut être atteint aussi bien que la femme, présente

presque toujours au nombre de ses symptômes
l'absence de désirs vénériens. Mais c'est surtout
dans les maladies qui affectent le système nerveux,
quelle qu'en soit d'ailleurs la nature, que s'observe
un retentissement remarquable sur la fonction
génitale. La paralysie des nerfs intermédiaires
des centres nerveux et de l'appareil copulateur
amène nécessairement la paralysie de la verge.
Quelquefois enfin, l'impuissance est liée à des
névroses organiques, ou de l'intelligence, telles
que, dans le premier cas, l'épilepsie, la catalep-
sie, la chorée, etc. ; dans le second, la nostalgie,
l'hypochondrie, etc.

Le virus syphilitique exerce une action très-
marquée sur la fonction génitale, et cette action
se montre tantôt seulement sur les organes de la
génération, et tantôt elle ne retentit sur eux
qu'après avoir envahi l'organisme.

Plusieurs observations ont été publiées sur ce
sujet par M. Ricord, et M. Bourguignon en a pré-
senté une très-remarquable, en 1842, à l'Académie de médecine. La cachexie syphilitique n'entraîne pas toujours l'impuissance, et quelquefois
la faculté copulatrice conserve toute son énergie.

L'intoxication saturnine anéantit dans presque
tous les cas les désirs vénériens. Le pénis se ré-

tracte tellement qu'il est comme caché dans la peau du scrotum. L'antimoine et l'arsenic produisent des effets semblables. En parlant de l'action des vapeurs antimoniales, M. Lohmerer cite, comme principaux symptômes qu'il a observés chez des individus exposés à ces émanations, la flaccidité de la verge, le dégoût du coït, l'impuissance complète. M. Orfila pense que ces accidents sont dus à la présence de l'arsenic, qui se trouve dans la plupart des antimoines du commerce.

L'iode a été accusé de produire l'impuissance. MM. Trousseau et Pidoux croient cette substance capable de déterminer la fonte des testicules. Nous ne savons jusqu'à quel point sont fondés les reproches adressés aux sels iodiques ; ils nous paraissent bien exagérés, quoique cependant on ne puisse nier que les iodures ne déterminent une certaine défaillance dans la virilité et un peu de froideur pour les plaisirs vénériens.

L'influence du camphre sur la fonction copulatrice est connue de toute antiquité :

Com hora per nares castrat odore mares,

a dit le poëte latin.

Cet effet anaphrodisiaque a surtout été constaté à l'époque où l'absurde méthode de M. Raspail était l'objet d'un engouement général, et les cigarettes de camphre de ce pseudo-médecin ont frappé bien des gens d'impuissance, et la plupart des dames qui en ont fait usage ont vu leurs seins s'affaisser et se flétrir.

A l'impuissance déterminée par les intoxications du virus vénérien, des sels plombiques, antimoniaux et arsenicaux, on opposera le traitement employé contre ces maladies. Contre l'*intoxication iodique*, on donnera le quinquina, le fer, mais avant tout un régime analeptique et réconfortant. L'action sédative du camphre sera avantageusement combattue par des frictions aromatiques sur la colonne vertébrale, mais surtout par l'électricité intelligemment employée.

Quant au haschich, quelques auteurs le considèrent comme produisant une flaccidité complète de la verge pendant toute la durée de l'ivresse que détermine cette substance. Le *cannabis indica* donne lieu, en effet, à ce phénomène dans le plus grand nombre de cas; cependant il y a bien des exceptions, et nous connaissons un de nos confrères chez lequel le haschich excite les désirs vénériens et crée des idées lubriques. Du reste, cette impuissance n'est que momentanée et ne se prolonge pas d'ordinaire au delà de la durée de l'ivresse et du trouble des facultés intellectuelles.

Doit-on considérer, comme l'ont fait certains auteurs, le nymphœa, la laitue, l'agnus castus, le sel de nitre, voire même le café, comme capables de détruire la virilité? Rien ne le prouve.

Il est incontestable toutefois que l'opium et la plupart des plantes vireuses peuvent, si on en abuse, produire une débilité précoce; mais, dans le plus grand nombre des cas, cette débilité cesse avec l'emploi de l'agent cause déterminante. Quelques médecins regardent encore le tabac comme un stupéfiant pouvant exercer sur le système nerveux une action sédative analogue à celle des narcotiques. Aucune observation n'a jusqu'ici démontré la réalité de cette opinion.

La respiration de certains gaz cause quelquefois l'impuissance. Des recherches récentes ont fait connaître, à ce point de vue, un fait intéressant, à savoir, que tous les individus exposés aux vapeurs de la houille, présentent une débilité très-marquée du côté de leurs organes génitaux.

Dans son traité de médecine légale, Fodéré avait déjà fait cette remarque à l'occasion de l'acide carbonique, et il raconte qu'un homme qui avait échappé à un état apoplectique occasionné par la vapeur de charbon de bois resta pendant six mois encore complétement impuissant.

L'impuisance peut encore être sous la dépendance d'une affection de l'appareil génito-urinaire.

Le diabète présente , parmi ses principaux symptômes, la flaccidité du pénis, l'absence de désirs amoureux, l'atrophie des testicules, et enfin la nullité de la sécrétion spermatique. Ces symptômes ne se montrent pas au début du diabète, mais seulement dans la deuxième période de cette maladie.

Nous avons déjà parlé de la hernie de la vessie comme s'opposant à l'accomplissement du coït. Le cystocèle inguinal, par la tumeur qu'il forme au pubis et par la rétraction de la verge, produit aussi un semblable obstacle mécanique.

Certaines maladies du col de la vessie, de la prostate, des conduits éjaculateurs, des vésicules séminales, sont causes quelquefois d'anaphrodisie; mais, pour ne pas tomber dans des redites, nous renvoyons le lecteur aux chapitres consacrés à la stérilité.

Les rétrécissements du canal de l'urèthre ne
s'opposent pas seulement à la libre sortie du
sperme, mais encore ils exercent une fâcheuse influence sur la fonction copulatrice. Il est certain,
comme l'ont démontré MM. Civiale et Reybard,
que ces coarctations peuvent devenir une cause
d'impuissance génératrice, par la difficulté ou
l'impossibilité de l'érection.

Les maladies qui ont la verge pour siége et
l'impuissance pour symptôme sont nombreuses :
tantôt il y a impuissance par altération du membre
viril, cancer, squirrhe, dégénérescence osseuse;
tantôt l'anaphrodisie est due à un défaut d'érection, et pour cela il suffit d'une altération quelconque de l'un des organes qui concourent au
mécanisme de l'érection. Ainsi, les muscles bulbo-
caverneux et ischio-caverneux sont exposés à la
paralysie et à l'anesthésie; les vaisseaux sanguins
peuvent être le siége d'un anévrysme, comme
Scarpa a eu l'occasion d'en constater un cas, siégeant à l'artère dorsale du pénis. Enfin, certaines
maladies du cordon spermatique et des testicules
peuvent être causes déterminantes non pas seulement de la stérilité, comme nous le verrons plus
tard, mais encore de l'impuissance.

Les excès de tempérance, aussi bien que ceux
d'intempérance, réagissent fréquemment sur les
organes génitaux. C'est ainsi, dans le premier
cas, que les saints de l'Église parvenaient à
dompter l'aiguillon de la chair. Dans le second,
que l'excès porte sur les aliments ou sur les boissons, cette influence est incontestable et on en
rencontre des exemples à chaque pas. Nous avons
déjà dit un mot des effets qui résultent d'un
embonpoint exagéré. Quant aux boissons funestes
à l'appareil génital, il n'en est pas de plus ac-
tives que les boissons alcooliques, l'absinthe surtout. Le vin ne mérite pas la mauvaise réputa-
tion que Plutarque avait voulu lui faire quand
il disait que ceux qui boivent du vin pur sont
lâches à l'acte de la génération. Nous partageons
plutôt l'avis de Pline, qui prétend que le vin rend
gentil compagnon à l'endroit des dames. Bien entendu
nous voulons parler ici de ceux qui ne sont pas
dans un état d'ivrognerie constante ; car, dans
ce cas, ces hommes n'ont plus rien de l'espèce
humaine, ce sont des brutes. Le sens génital est
appelé, comme tous les autres organes de l'économie, à remplir une mission qui lui a été dévolue par la nature ; mais cette mission a des
limites ; incomplétement remplie , par exemple,
si elle est surmenée, elle peut donner lieu à des
troubles dans le jeu régulier des organes. Voilà

pourquoi la continence peut, comme l'inconti-
nence excessive, exercer une action néfaste sur
la puissance virile.

Les excès de continence, tandis qu'ils irritent
les désirs chez les uns, abattent chez les autres
le sens vénérien. C'est, on l'a dit avec raison, une
question de tempérament. Quoi qu'il en soit, la
continence absolue finit par amener le dépérissement et l'atrophie du pénis, et, consécutivement,
l'impuissance.

Les excès vénériens sont une des plus fré-
quentes et des plus terribles causes physiques
d'anaphrodisie. Que ces excès soient dus à la
masturbation ou au coït, ils finissent à la longue
par amener l'épuisement des testicules. Ce résultat est plus souvent la conséquence de l'onanisme
que de la copulation. Cependant il importe de
faire ici une remarque négligée par la plupart des
auteurs , c'est qu'il est difficile de dire où commence l'excès vénérien; tel individu pourra,
sans commettre d'excès, coïter plusieurs fois dans
la même journée, tandis que tel autre agira im-
prudemment en se livrant à l'acte copulateur une
seule fois tous les trois ou quatre jours. L'impuissance, par excès vénériens, peut n'être que passagère; elle résulte parfois d'une nuit de débauche, et le repos seul la fait promptement
disparaître. Cependant ce retour à la vie sexuelle

n'a pas toujours lieu ; l'érection est impossible et le découragement qui s'empare de l'individu ne fait qu'aggraver son état. La médecine triomphe facilement, à l'aide de médicaments toniques, de cette espèce d'impuissance.

Les pollutions diurnes et nocturnes, de même que la spermatorrhée et les excès vénériens, produisent, après un laps de temps plus ou moins long, un affaiblissement considérable des organes génitaux.

Dans toute la série des diverses variétés d'impuissance que nous venons de passer en revue, le traitement consiste à combattre la cause qui a donné naissance à l'anaphrodisie, ou à traiter l'affection qui se trouve sous sa dépendance ; ainsi, dans l'intoxication du virus vénérien, on prescrira les anti-syphilitiques ; dans l'embonpoint, on conseillera l'hygiène et tout ce qui peut amener une diminution du tissu graisseux.

Dans certains cas, aux moyens médicaux, moraux ou hygiéniques il sera bon de joindre les aphrodisiaques, les bains froids, l'électricité, enfin tout ce qui est capable d'agir sur le système nerveux.

Une maladie, soit de l'appareil digestif, soit de l'appareil vocal, soit encore du cerveau, peut influencer par sympathie les organes génitaux et déterminer une impuissance plus ou moins marquée. On a noté, comme pouvant produire ce fâcheux résultat, la gastrite, l'asthme et toutes les lésions du cervelet. Enfin, l'anaphrodisie est très-fréquemment sous la dépendance d'un élément moral. L'imagination joue, en effet, un grand rôle dans l'action copulatrice. Il est des hommes, encore aujourd'hui, qui ne peuvent accomplir le coït parce qu'ils se croient frappés de sortilége. Montaigne raconte à ce sujet la très-jolie anecdote d'un individu qui croyait ne pouvoir accomplir, la première nuit de ses noces, ses devoirs conjugaux, parce que, disait-il, un de ses ennemis, qui avait courtisé sa femme, l'avait ensorcelé.

Je n'en finirais pas si je voulais faire le récit de toutes les bizarreries intellectuelles capables de produire l'impuissance.

Dans tous les cas, l'imagination, cette folle du logis, comme l'appelle Brantôme, étant la première affectée, le traitement devra surtout avoir pour but de ramener cette imagination troublée dans la bonne voie. Au besoin, à une superstition on opposera une superstition plus grande. Ici les médicaments ne seront donnés qu'avec une extrême prudence et que lorsque le médecin les jugera nécessaires, soit pour relever les forces du sujet, soit pour s'attirer sa confiance.

A moins de spécifier, dit le D' Roubaud, tous les troubles intellectuels et moraux, ce qui est impossible, on ne peut rien prévoir ni juger d'avance. Les indications spéciales ressortent de circonstances individuelles dont l'appréciation est entièrement abandonnée au tact et au jugement du praticien. C'est dans cette appréciation que l'homme de l'art doit chercher des inspirations et trouver sa règle de conduite.

Les facultés affectives exercent le plus grand empire sur les désirs vénériens; comme nous l'avons déjà dit, il est des individus chez lesquels on constate une indifférence amoureuse très-remarquable, indifférence amoureuse, du moins, pour l'acte copulateur. Tout le monde sait que les pédérastes, les tribades, et les masturbateurs éprouvent une sorte de répulsion pour les rapprochements sexuels. Nous avons connu des hommes qui ne pouvaient exercer le coït qu'avec des femmes blondes, ou brunes, ou ayant dans leur personne ou leur costume quelques particularités. L'amour passionné peut, à un premier rapprochement, produire l'anaphrodisie, qui se traduit ou par un manque d'érection, ou par une énergie contraire, le priapisme, suivi d'impossibilité dans l'éjaculation.

Je pourrai citer beaucoup de faits dans lesquels l'orgueil d'une victoire facile, les transports excités par la possession de l'objet des désirs les plus ardents, ont enlevé tout à coup la puissance de les satisfaire. Nous avons rencontré également des hommes qui avaient vu leur pénis frappé tout à coup de flaccidité parce qu'ils avaient découvert inopinément chez la femme, objet de leurs désirs, quelque défaut physique ou moral.

Enfin, l'antipathie est capable de produire, chez l'un et l'autre sexe, de semblables effets. Blégny a raconté l'histoire d'une femme qui éprouvait pour son mari une répulsion telle, qu'elle tombait en syncope à la vue de l'homme qu'on lui avait fait épouser. Contre cet état l'art est impuissant ; la médecine ne peut guérir ni la haine, ni l'antipathie. Contre l'impuissance due à une cause morale, qui du reste, dans le plus grand nombre de cas, n'est que temporaire, il suffit le plus souvent de prescrire, pour en triompher, quelques bains, le séjour à la campagne, le calme de l'esprit et les distractions.

Montaigne a donné les conseils suivants aux époux trop amoureux : « Les mariez, le temps estant tout leur, ne doibvent ne presser n'y haster leur entreprise, s'ils ne sont pas prests. Et vault mieulx faillir indécemment à estreiner la couche nuptiale, pleine d'agitation et de fiebvre, attendant une et une aultre commodité plus privée et moins alarmée que de tomber en une perpétuelle misère, pour s'estre étonné et désespéré du premier refus. Avant la possession prinse, le patient se doibt à saillies et divers temps, legièrement essayer et offrir, sans se piquer et opiniastrer à se convaincre définitivement soy-même. »

DE L'IMPUISSANCE CHEZ LA FEMME

Le rôle presque entièrement passif que joue la femme dans l'acte du coït, fait que chez elle, les causes d'impuissance sont beaucoup moins nombreuses que chez l'homme. Outre le plaisir, qui est une condition favorable à la fécondation, comme nous le verrons plus tard, il n'y a impuissance chez la femme que lorsque le pénis ne peut être introduit dans le vagin, et porter la liqueur fécondante dans les organes qui doivent la recevoir. Ces obstacles à l'intromission de la verge sont congénitaux ou acquis ; les uns siégent à la vulve, aux grandes ou aux petites lèvres, au clitoris, etc., ou dans un point quelconque de la cavité vaginale.

Nous allons les passer rapidement en revue.

Occlusion du conduit vulvo-utérin. Cette occlusion, plus ou moins complète, siége tantôt aux grandes ou aux petites lèvres, tantôt aux caroncules myrtiformes, et tantôt à la membrane hymen.

L'adhérence des lèvres génitales est un vice naturel dans le plus grand nombre de cas. Rarement complète, cette oblitération laisse ordinairement une petite ouverture qui ne permet cependant pas l'introduction de la verge. Le débridement, qui doit être pratiqué de bonne heure, guérit toujours cette infirmité. Nous en dirons autant de l'oblitération de la vulve siégeant sur les parois mêmes de cette ouverture.

L'hymen, cette membrane qui est le signe de la virginité (quoique Ricord ait cité un cas dans lequel elle existait encore après un coït infectant), peut être également la cause de cette occlusion; son imperforation est tantôt complète, et alors elle s'oppose à l'acte copulateur, et tantôt, quoique incomplète, elle est d'une épaisseur telle, que ce n'est qu'après plusieurs mois d'efforts que le mari parvient à en triompher. Cette cause, qui empêche le coït de s'effectuer, n'est pas toujours un obstacle à la fécondation ; il suffit que l'hymen présente une ouverture, même imperceptible, et nous avons vu, dernièrement encore, une femme devenir mère, alors qu'elle semblait ne jamais avoir eu de rapprochement sexuel. Un coup de ciseaux ou de bistouri suffit ordinairement pour faire disparaître cette anomalie.

Dans les pays chauds, les petites lèvres acquièrent un développement si considérable, qu'elles peuvent s'opposer à la copulation. Les femmes de ces contrées remédient du reste à cette hypertrophie par l'excision. En Europe, cette anomalie se rencontre très-rarement.

Le clitoris peut également acquérir des dimensions considérables. Ce vice organique n'empêche pas le coït; mais il peut, dans certains cas gêner l'acte copulateur, et alors s'il n'est point une cause d'impuissance, il est au moins un obstacle à la fécondation.

Cet organe, que Colombus et Haller assurent pouvoir atteindre un volume égal à celui de la verge, est, dans cet état, exposé dans la marche à un frottement continuel entretenant un orgasme qui prédispose la femme à la nymphomanie. Du reste, toutes celles qui présentent un pareil vice de conformation ont été de tout temps accusées d'un penchant pour la tribadie. Ce sont des *Fricatrices*, disait Ambroise Paré; elles sont très-

portées à la *Fricarelle*, a dit le seigneur de Brantôme. Parent-Duchâtelet et quelques autres auteurs après lui, considèrent cette opinion comme
erronée: quoi qu'il en soit, quand le clitoris a
des proportions anormales, on doit opérer l'excision des parties exubérantes.

L'absence complète du conduit vulvo-utérin n'a
été que très-rarement observée. Cette absence
s'accompagne le plus souvent d'une transformation de la matrice, qui rend cet organe inapte
à la fécondation. Fodéré en a cité un exemple très-
remarquable. Quelquefois, cependant, le vagin
peut manquer et l'utérus être intact, ainsi que
le démontre une observation présentée en 1835,
à l'Académie des sciences, par M. Amussat. Dans
le premier cas, cette anomalie est incurable; dans
le second, on peut tenter de faire un vagin artificiel; mais cette opération est très-grave, très-
dangereuse, et on ne doit y avoir recours que
quand les menstrues se sont établies et qu'il importe de favoriser leur écoulement. Cependant
cette opération offre moins de gravité quand le
vagin est seulement oblitéré à la suite d'un accouchement, parce qu'alors l'oblitération ne porte
que sur une partie du conduit, et qu'il suffit de
diviser la cicatrice anormale. C'est ce qui a été
fait bien des fois avec succès par M. Malgaigne.

L'*étroitesse du vagin* a été fréquemment observée ; limitée tantôt sur un point, elle occupe ordinairement le canal tout entier. Baillie,
Caillot, Morand, ont rapporté des cas où ce rétrécissement était tellement considérable, qu'il
permettait à peine l'introduction d'une plume à
écrire.

L'instrument tranchant ne doit que rarement
intervenir dans le traitement de cette anomalie,
mais il y aurait imprudence à s'abstenir complétement. Les auteurs conseillent l'introduction,
soit d'un pessaire de racine de gentiane, soit d'un
morceau d'éponge préparée. Ces substances, en
s'imprégnant des mucosités vaginales, se gon-
flent, et dilatent peu à peu ce conduit.

En arrière de la membrane hymen, et à une
profondeur variable, on rencontre parfois une
seconde membrane, placée tantôt transversale-
ment, tantôt longitudinalement, et qui, dans ce
dernier cas, partage le vagin en deux portions
latérales. L'une ou l'autre de ces cloisons s'oppose ainsi au coït, et frappe la femme d'impuissance.

L'obturation transversale du canal vulvo-utérin disparaît parfois naturellement. A la première
apparition des règles, le sang accumulé brise ce
diaphragme par son propre poids. Quand ce résultat n'a pas lieu, il faut se hâter de donner issue

au liquide sanguin, et une petite incision rétablit bien vite les conditions normales.

La bifidité du vagin peut se prolonger jusqu'à l'utérus, et la membrane pénétrer jusque dans cet organe. Dans le cas où le conduit vaginal, seul intéressé, rend impossible l'accomplissement de l'acte copulateur, l'obstacle doit être détruit par l'instrument tranchant; dans le cas contraire, cet obstacle sera respecté, précisément dans le but d'empêcher la fécondation qui serait suivie d'accidents graves, ou qui, tout au moins, rendrait l'accouchement très-difficile, sinon impossible, ainsi que Dance en a rapporté un exemple dans les *Archives générales de médecine*.

L'imperfection du vagin ne se borne pas seulement aux anomalies dont nous venons de parler; ce conduit peut encore avoir des communications avec l'urèthre, la vessie et le rectum. Le coït, et même la fécondation peuvent bien s'opérer, mais le mode inusité ou dégoûtant de copulation qui en est la conséquence, doivent faire considérer ces infirmités comme des causes tout au moins probables d'impuissance.

L'ouverture du vagin dans le rectum n'a été observée qu'un petit nombre de fois. Le fait le plus remarquable est celui attribué à Louis, l'illustre secrétaire de l'Académie de chirurgie. Une

jeune fille, qui n'avait jamais été réglée que par
l'anus, eut, par ce canal, des relations avec son
amant; elle devint enceinte, et accoucha à terme,
par cette voie, d'un enfant bien conformé. C'est
alors que fut soulevée cette question délicate, à
savoir : Si une femme privée de vulve peut,
sans pécher, chercher dans l'anus des ressources
pour remplir le vœu de la reproduction. Louis,
ayant répondu par l'affirmative, fut interdit par
le souverain pontife. Mais les pères Cucufe et
Tournemines, et le célèbre casuiste espagnol
Sanchez, soutinrent l'opinion du grand chirur-
gien. Plus tard, Benoît XIV réforma la décision
de son prédécesseur, et autorisa, pour le cas pré-
cité, l'usage de la *parte-poste*.

Toutes les solutions de continuité, qui constituent de véritables fistules, sont ordinairement
au-dessus des ressources de l'art.

Parmi les lésions vitales de l'appareil copulateur qui s'opposent à l'intromission de la verge
dans les organes sexuels de la femme, nous devons mentionner les névralgies de la vulve et du
vagin, et les spasmes de ce dernier canal.

La première de ces maladies est quelquefois

idiopathique; elle est, le plus souvent, symptomatique. Dans tous les cas, elle donne lieu, pendant le coït, à des douleurs tellement vives que, malgré tout son désir, la femme refuse de se livrer à cet acte.

Le traitement est celui des névralgies, ou celui de l'état morbide dont elle est un des symptômes.

Le *spasme du vagin,* symptomatique ou idiopathique, détermine un resserrement convulsif tellement prononcé, que même l'introduction du petit doigt est impossible. Quand cette lésion est liée à une autre affection, c'est contre celle-ci que doivent être dirigés les agents thérapeutiques. Quand le spasme est essentiel, il faut recourir à une médication générale, dont les fortifiants feront la base, et à quelques topiques calmants, tels que les bains et les onctions avec la pommade belladonée ou opiacée.

La présence dans le vagin, ou dans son voisinage, de corps étrangers ou de tumeurs amène l'impossibilité de l'acte copulateur.

Le nombre des tumeurs extra-vulvaires pouvant s'opposer au coït sont, ou le produit d'une lésion organique de la vulve, ou formées par la présence anormale ou accidentelle d'un organe voisin. Parmi les premières se placent tous les

abcès, les kystes, les loupes, les corps fibreux, etc.
Parmi les secondes, se trouvent le vagin, l'utérus et l'intestin.

La division de ces tumeurs s'applique également
à celles qui se rencontrent dans la cavité
vaginale. Outre les tumeurs dont nous venons de
parler, nous devons ajouter les polypes et les
hernies de la vessie et du rectum.

Toutes ces maladies rentrant dans le cadre des
ouvrages de chirurgie et d'obstétrique, nous
devons nous borner ici à cette simple mention.

Les corps étrangers du vagin qui constituent
une cause d'impuissance y ont été introduits vo-
lontairement ou involontairement. Les uns,
comme les éponges et les pessaires, sont placés
dans cette cavité dans un but thérapeutique; les
autres y ont été portés dans un but d'excitation
et de luxure, et ensuite oubliés par la femme;
d'autres, enfin, sont le résultat d'un acte criminel
ou brutal.

Le traitement consiste dans l'extraction du
corps étranger; l'opération varie nécessairement
selon la nature de ce corps et la position qu'il
occupe.

La frigidité chez la femme doit-elle être considérée comme une cause d'impuissance ? Quelques auteurs sont de cet avis ; cependant, si l'on considère que la génération se produit quelquefois, alors même que la femme n'a joué, dans le coït, qu'un rôle passif, cette opinion nous paraît difficile à soutenir. Nous savons bien que, de l'indifférence pour un acte vers lequel ne la sollicite aucun attrait, la femme passe plus tard à la répulsion, surtout après une ou plusieurs grossesses. Quoi qu'il en soit, la frigidité n'engendre pas l'impuissance dans l'acception propre du mot. Nous reviendrons plus loin sur cette question à propos de la stérilité. La frigidité peut être due à l'absence ou à l'extrême petitesse du clitoris. Il est évident, en effet, qu'en raison de la fonction dévolue à cet organe pendant l'acte copulateur, son atrophie diminue d'autant la sensibilité érotique.

L'âge, la constitution, le tempérament, un état morbide général ou local peuvent encore être les causes déterminantes de la frigidité.

Nous avons déjà parlé de l'influence qu'exerce sur le sens génital la menstruation, et de l'époque qui précède ou qui suit cette période de l'exis-

tence chez les femmes, nous ne reviendrons pas
sur ce sujet.

En général, la sensibilité érotique est moins
prononcée chez les créatures frêles et d'une mauvaise constitution ; cette règle cependant offre des
exceptions nombreuses, bien souvent les désirs
vénériens sont très-vifs chez des femmes dont
l'organisation générale laisse beaucoup à désirer.
Ces considérations s'appliquent également aux
tempéraments.

Un développement excessif de l'abdomen peut,
chez la femme, comme chez l'homme, s'opposer
à l'accomplissement de la copulation ; l'embonpoint trop considérable entraîne souvent
la frigidité. Tandis que certaines affections
nerveuses, telles que l'hystérie, surexcitent le
sens génésique, il en est d'autres, au contraire,
l'épilepsie par exemple, qui produisent une in-
sensibilité générale ; de même les maladies des
centres nerveux et celles des nerfs sacrés qui se
rendent aux parties génitales de là femme, amènent parfois la suspension de la sensibilité
sexuelle.

Quoi qu'en aient dit bien des auteurs, l'absence

de l'utérus et des ovaires n'a aucune influence sur le sens vénérien.

La frigidité peut encore être la conséquence d'excès de coït ou de masturbation.

Outre l'action que les excès de coït exercent sur les organes copulateurs en occasionnant, comme chez les prostituées, des tumeurs siégeant aux grandes lèvres et une transformation particulière de la muqueuse vulvo-vaginale, ces excès affectent profondément les désirs vénériens. Ainsi, les aliénées qui se sont livrées, antérieurement à leur folie, au métier de la prostitution sont rarement atteintes de délire érotique. Du reste, il est d'observation que les filles publiques finissent par être complétement indifférentes aux jouissances de l'amour. Plus encore que les excès de coït, ceux de masturbation pervertissent la sensibilité vénérienne. Le masturbateur, quel que soit le sexe auquel il appartienne, finit tôt ou tard par éprouver pour l'autre sexe l'aversion la plus prononcée, et, tout en augmentant son ardeur pour les plaisirs solitaires, l'onanisme a glacé pour toujours les désirs de la copulation.

Ce que j'ai dit en parlant de l'impuissance chez l'homme, relativement à l'influence qu'exerce la sympathie ou l'antipathie sur les rapprochements sexuels, s'applique également à la femme.

DE LA STÉRILITÉ CHEZ L'HOMME.

La stérilité est l'état, la condition de tout individu inapte à la procréation.

Plus fréquente chez la femme que chez l'homme, la stérilité peut, chez celui-ci, dépendre de troubles, soit de la fonction de secrétion spermatique, soit de la fonction de conservation ou d'excrétion, soit, enfin, d'un état pathologique du sperme.

L'enfant est impropre à la fécondité jusqu'au moment où s'établit la puberté, c'est-à-dire vers l'âge de 15 à 16 ans; cependant il y a des exceptions, et nous en avons déjà cité un exemple dans le fait raconté par saint Jérôme, de ce garçon qui, à peine âgé de 10 ans, avait rendu sa nourrice enceinte. Quoi qu'il en soit, ce n'est guère qu'à partir de la quinzième année que les animalcules spermatiques commencent à se montrer. Les auteurs, parfaitement d'accord sur ce point, ne le sont pas quant au terme assigné par la nature à l'exercice de la fonction procréatrice.

Il est incontestable que l'homme, parvenu à un certain âge, perd la faculté de se reproduire. A quelle cause cette perte doit-elle être attribuée? Presque tous les physio.ogistes ont prétendu que les spermatozoaires manquaient chez les vieillards. Andry, Geoffroy, Kœrtzœker, Müller et M. Longet sont de cette opinion, qui n'est point celle de Wagner et de M. Duplay. Ce dernier auteur a, en effet, constaté la présence de zoospermes dans la liqueur séminale d'hommes déjà très-âgés (37 fois sur 51). L'histoire a, du reste, noté le souvenir d'illustres paternités tardives. A Ladislas, dont nous avons déjà parlé, nous pourrions ajouter le nom de Caton le Censeur. Massinissa, roi de Numidie, procréa des enfants à l'âge de 90 ans.

L'anéantissement de la fonction procréatrice chez les vieillards n'est donc point due à l'absence des spermatazoaires, mais bien à d'autres conditions de l'acte reproducteur. Avec d'autres physiologistes, nous pensons que la stérilité doit, dans ce cas, être attribuée à la faiblesse des érections et, partant de l'éjaculation.

Aucune constitution, aucun tempérament n'est capable de produire la stérilité ; on peut en dire autant de tous les états pathologiques chroniques. Aucun n'arrête la sécrétion du sperme.

Certaines anomalies des testicules entraînent

fatalement l'infécondité. L'absence congénitale du testicule résultant de la non-formation de cet organe pendant la vie intra-utérine, a été tour à tour admise et niée; cependant les exemples de cette anomalie sont assez nombreux, et ce vice de conformation ne peut plus être révoqué en doute.

Nicolas Massa, Riolan, Regnier de Graaf, Nicolas de Blegny, Meckel, et, à une époque plus rapprochée de nous, Blandin, Velpeau, Deville, Gosselin, Follin et Legendre, ont relaté plusieurs cas d'anorchidie ou d'absence congénitale de l'un ou des deux testicules (1).

L'*anorchidie simple* n'expose à aucun accident spécial, et celui qui en est affecté, s'il a un testicule sain, est aussi fort et aussi vigoureux que les autres hommes; il sera puissant, fécond, et il éjaculera du sperme contenant des animalcules.

L'individu dont un testicule seul est arrêté dans sa migration sera puissant, mais stérile,

---

(1) On donne le nom de *monorchide* à l'homme qui n'a qu'un seul testicule dans les bourses, celui de *cryptorchide* à l'individu qui n'a pas de testicules sous la portion du tégument qui correspond aux bourses, la glande spermatique ayant subi un arrêt dans sa migration, et enfin on appelle *anorchidie* l'absence congénitale de ces organes.

tant que la glande spermatique ne sera pas complétement descendue dans le scrotum.

L'absence congénitale des deux testicules a été signalée pour la première fois par Cabrol, dans son *Alphabet anatomique* (Tournon, MDXCIIII), sur un soldat du duc de Montmorency, qui fut pendu pour avoir violé une jeune fille. Depuis cette époque, des faits semblables ont été publiés par Stard de Riez, Ansiaux, Anselmo, Frièse, Fisher, Le Gendre et Bastien.

L'homme dont les deux glandes séminales ne se sont point formées pendant la vie intra-utérine se trouve, quant aux fonctions génitales, absolument semblable à l'eunuque mutilé dans son enfance. Il n'éprouve pas le moindre penchant pour les femmes. Quand, et cela est rare, des érections se produisent, il peut exercer le coït, mais il n'y a aucune éjaculation de semence ; il est complétement stérile.

L'anorchidie congéniale unilatérale ou complète peut se produire, toutes les autres parties de l'appareil générateur étant normalement développées, mais il est des individus qui sont privés d'une partie ou de la totalité du canal excréteur et du réservoir de la semence, bien qu'ils aient l'une ou les deux glandes séminales. Ce vice de conformation est extrêmement rare et n'a jamais pu être constaté qu'à l'autopsie. La stérilité en est la conséquence; le testicule acquiert son volume normal, mais il résorbe les animalcules spermatiques qu'il sécrète.

L'homme peut n'avoir qu'un seul testicule dans le scrotum, celui du côté opposé existant soit dans la cavité abdominale, dans le canal inguinal, le canal crural, soit encore dans la région périnéale. C'est à cet état qu'on a donné le nom de *monorchidie*. Les ouvrages des anatomistes anciens en renferment un grand nombre d'observations, et nous avons eu nous-même l'occasion de l'observer bien des fois.

Les anomalies de position du testicule ont aussi une grande importance, la plupart des auteurs considèrent aujourd'hui les individus monorchides comme étant inaptes à reproduire.

Parmi les causes de la monorchidie, il en est une, peut-être la plus fréquente, que nous devons signaler : c'est l'erreur de diagnostic, qui fait prendre le testicule engagé dans le canal inguinal pour une hernie et qui a fait appliquer un bandage, dont la pression repousse dans l'abdomen la glande séminale. Quand on reconnaît l'erreur assez tôt, il est possible d'y remédier, mais le plus souvent, quand on s'en aperçoit, le bandage a déjà oblitéré les anneaux; le testicule, comprimé par la pelote, s'est enflammé et a contracté des adhérences avec les parois du canal inguinal. Bienheureux le monorchide s'il ne fait que perdre un testicule et si l'organe arrêté ne devient pas plus tard le siége d'une dégénérescence !

La glande séminale descendue et celle du côté opposé arrêtée dans son évolution peuvent être saines; dans ce cas il peut ne pas y avoir stérilité; cependant, si le testicule est arrêté dans le canal inguinal ou crural, ou bien encore à la région périnéale, cette ectopie peut donner lieu à des douleurs tellement vives pendant le coït que l'accomplissement de cet acte devient impossible. Dans tous les cas, la vésicule séminale correspondant au côté de l'anomalie, contient un liquide dans lequel a toujours été constatée l'absence de zoospermes. Ici se rattache une question au sujet de laquelle on a longuement disserté, à savoir si, chez les monorchides, le testicule qui est dans le scrotum a de l'influence sur la procréation d'enfants de tel ou tel sexe. Les anciens médecins le croyaient. Aujourd'hui on est complétement d'accord à ce sujet sur la non-influence de l'un ou l'autre testicule.

Le traitement de la monorchidie varie selon le siége de l'ectopie testiculaire.

Si la glande est profondément cachée dans l'abdomen ou dans la fosse iliaque, si le sujet est

jeune ou adulte, il vaut mieux laisser agir la nature. Si elle est déjà parvenue dans le canal inguinal et placée derrière l'anneau, on conseillera
la gymnastique, la natation, qui hâteront la des-
cente de l'organe dans le scrotum. Enfin, dans
le cas où, une fois engagée dans le canal inguinal, on ne pourrait amener le testicule à sa position normale, dans la crainte des accidents,
conséquences de la compression, il vaudra mieux
repousser l'organe dans l'abdomen et appliquer
un bandage.

Le testicule arrêté dans son évolution est exposé
aux mêmes affections que celui qui est dans le
scrotum; mais, quelle que soit la maladie dont il
peut être atteint, elle est sans importance au point
de vue qui nous occupe. Il n'en est pas de même
si le testicule descendu est à l'état pathologique.
Celui-ci peut être atteint d'orchite, de dégénérescence fibreuse ou cancéreuse et enfin d'un arrêt
dans son développement. Ces maladies peuvent
altérer le sperme, détruire les animalcules et
frapper l'individu de stérilité. Il est vrai que, si
l'état morbide est curable, l'inaptitude à la fécondation peut n'être que momentanée.

La cryptorchidie, ou absence des testicules sous
la portion de tégument qui correspond aux bourses, n'a été bien décrite pour la première fois
qu'en 1856, par le Dr Godard.

Ce n'est pas que les anciens auteurs n'aient parfaitement connu ce vice de conformation ; ils en rapportent même un certain nombre d'exemples. Sans parler de Cabrol, de Riolan, de Bauhin, de Martin Schurig, nous trouvons la relation de plusieurs cas de cryptorchidie dans Hunter, dans les *Mémoires de chirurgie de Londres*, enfin, dans les *Bulletins de la société anatomique* de 1841 et de 1848, et dans l'*anatomie pathologique* de M. Cruveilhier, etc. De nos jours MM. les docteurs Follin, Pétrequin, Verdier, Roubaud et Puech ont cité des hommes dont les testicules étaient toujours restés dans la cavité abdominale.

Nous n'avons point à rechercher quelles sont les causes de la cryptorchidie, ni à décrire l'anatomie pathologique de cette affection, nous n'avons à parler ici que de l'influence qu'elle exerce sur la virilité.

Les hommes cryptorchides sont d'ordinaire de taille moyenne ; ils ont peu d'embonpoint, le teint pâle, peu de barbe, les cheveux blonds, en un mot, toutes les apparences de la femme, non-seulement au point de vue physique, mais encore sous le rapport moral.

Les anciens auteurs croyaient que les hommes dont les testicules n'étaient pas apparents étaient plus portés aux rapprochements sexuels que ceux dont le scrotum contient ces organes. Cette erreur, qui s'est continuée jusqu'à nous, est souvent partagée par ceux-là mêmes qui devraient s'apercevoir du contraire. Non-seulement on ne devra point les désabuser, mais encore se bien garder d'appeler leur attention sur leur état anormal, que quelquefois ils méconnaissent.

Les cryptorchides sont-ils aptes à la reproduction ? Les diverses opinions émises à ce sujet ont été fort controversées, et disons-le tout d'abord, cette divergence d'opinion provient de ce que la plupart des auteurs ont confondu l'impuissance avec la stérilité. Le doute ne nous semble cependant pas possible. L'observation et l'expérience prouvent que les animaux chez lesquels la cryptorchidie est double sont inféconds. D'autre part l'examen microscopique montre qu'il n'y a pas d'animalcules spermatiques dans le liquide sécrété par les testicules qui chez l'homme restent dans la cavité abdominale pendant toute la vie. Cette opinion est celle qu'ont exprimée MM. Goubaux et Follin, comme conclusion de leurs recherches consignées dans un mémoire couronné par l'Institut.

Quelques faits ont semblé demontrer le contraire, et de ce nombre nous citerons celui raconté par M. Roubaud et un autre, plus remarquable encore, rapporté par M. Puech, dans la *Gazette hebdomadaire* (1856). Sans vouloir contester l'importance de ces faits, ne pourrait-on pas répondre aux cryptorchides pères de famille, ce que Benserade dit un jour au marquis de Langeys, divorcé avec sa première femme pour cause de stérilité et remarié avec Mlle Diane de Montault-Novailles qui lui donna sept enfants, ce dont il se vantait à tous propos : « Mais, Monsieur, je n'ai jamais douté que Mlle de Novailles ne fût capable d'engendrer. »

L'évolution du testicule, retardée plus ou moins longtemps, peut se terminer d'un côté et même des deux côtés. Dans ce cas le cryptorchide devient-il fécond ? Il nous paraît difficile de se prononcer positivement pour la négative ou l'affirmative.

La stérilité des hommes dont les testicules n'ont pas suivi leur complète évolution, n'entraîne pas l'impuissance. Ces hommes peuvent entrer en érection, et même éjaculer, mais un liquide, dans tous les cas, incapable de féconder.

Les testicules parvenus dans les bourses sont sujets à des altérations entraînant la stérilité. L'arrêt de développement de ces organes, quand il est incomplet, peut bien ne pas rendre l'homme inapte à la fécondation ; mais, quand l'atrophie est complète, non-seulement la stérilité existe, mais encore tout désir vénérien est éteint.

La compression de la glande séminale ou du

canal déférent, produit un résultat semblable, si toutefois cette compression s'exerce sur les deux organes. On a accusé un certain nombre d'affections comme déterminant un effet compressif suffisant, telles que l'hydrocèle, une hématocèle, un varicocèle, l'éléphantiasis, etc.

L'éloignement de la cause productrice amène le retour de la fonction génitale.

L'inflammation testiculaire causant dans certains cas la fonte de l'organe, conduit fatalement à la stérilité. L'homme atteint de double orchite est puissant, mais il ne peut féconder ; seulement, tantôt l'affection disparaît spontanément, et celui qui en est affecté reprend ses facultés viriles ; d'autres fois il reste stérile après la disparition des tumeurs épididymaires ; dans ce dernier cas l'inaptitude à la fécondation résulte, soit de l'oblitération du canal déférent qui a persisté, soit de l'arrêt de la sécrétion spermatique dans le testicule, par suite de l'inflammation du parenchyme glandulaire, comme nous le démontrerons plus loin.

Toute dégénérescence testiculaire, qu'elle soit fibreuse ou cancéreuse, trouble profondément la source de la sécrétion. L'affection est d'autant plus

grave que l'état morbide affecte les deux testicules à la fois.

Les hommes dont les glandes séminales sont le
siége de l'épanchement plastique qui constitue le
testicule syphilitique, sont presque complétement
impuissants et *absolument* stériles. La glande séminale tuberculeuse ne sécrète qu'un liquide
privé de spermatozoaires; l'homme même affecté
d'un seul testicule tuberculeux, est infécond.

Ce genre de stérilité, incurable dans le plus
grand nombre de cas, exige le plus souvent une
opération grave, dangereuse et à laquelle on ne
doit recourir qu'à la dernière extrémité; je veux
parler de la castration.

L'épididyme a été vue plusieurs fois remplacer
le testicule, et, dans ce cas, représenter avec le
canal déférent, tout l'appareil spermatique; mais
on a vu aussi cet organe manquer complétement.
Cette anomalie, se présentant des deux côtés, a
pour conséquence une stérilité irrémédiable. L'inflammation des épididymes, en s'opposant à l'é-
coulement du fluide séminal, empêche l'acte de
la reproduction. Quand l'oblitération n'existe que
d'un seul côté, la fécondation est cependant encore possible, à la condition, toutefois, que l'autre testicule soit sain. Ainsi un individu affecté
d'épididymite chronique bilatérale sera stérile; il

pourra éjaculer, mais le liquide qu'il émettra, *peut-être*, ne renfermera pas d'animalcules.

On conseille contre l'induration épididymaire, l'iodure de potassium *intus et extra*. Nous avons vu ce mode de traitement amener de bons résultats. Les considérations dans lesquelles nous venons d'entrer s'appliquent en tout point au canal déférent, qui peut manquer congénitalement, ou être obstrué à la suite d'une inflammation. Du reste, cet état anormal n'exerce aucune fâcheuse influence sur le testicule ; celui-ci continue à se développer et fonctionne comme s'il devait éliminer le produit de sa sécrétion, et on n'a point encore remarqué que des accidents sérieux puissent être rapportés, d'une manière certaine, à l'obstacle dont nous venons de parler.

Les vésicules séminales présentent aussi des anomalies qui ont la stérilité pour conséquence. Ordinairement peu développées chez les individus affectés d'anorchidie congénitale unilatérale ou double, on a même plusieurs fois constaté leur absence complète. Après la castration elles s'atrophient des deux côtés, ou seulement du côté où l'opération a été pratiquée. Certaines affections des vésicules séminales exercent une influence manifeste sur les organes sécréteurs du liquide prolifique. Ces affections sont caractérisées tantôt par des pertes de semence, tantôt par la présence de matières morbides dans le produit de l'éjaculation. Quelquefois le sperme ne contient aucun animalcule.

Le pronostic de ces maladies est toujours grave, surtout quand elles sont d'une date ancienne. Le traitement de la spermatorrhée, que nous avons indiqué plus haut, convient dans la plupart des cas; mais, si les troubles de la fonction vésiculaire reconnaissent pour cause l'affection organique, la tuberculisation ou le cancer, le mal est incurable.

Rarement les vésicules séminales sont seules le siége de l'état morbide; presque toujours les canaux éjaculateurs et la prostate participent à cet état.

Quoi qu'il en soit, parmi ces maladies, les unes s'opposent mécaniquement et les autres dynamiquement à la marche normale du sperme.

Dans le premier cas, ces obstacles se rencontrent dans les canaux éjaculateurs ou la prostate. L'inflammation, le cancer, l'ossification, sont tout autant de causes qui peuvent empêcher la liqueur de passer des vésicules séminales dans l'urèthre (Lallemand, Mitchell). L'induration de la prostate, ses dégénérescences, son hypertrophie et sa phlegmasie, sont les circonstances qui amènent le

plus ordinairement l'oblitération des canaux éjaculateurs qui traversent cette glande.

Ces oblitérations sont plus ou moins complètes;
si elles existent des deux côtés, elles rendent l'individu inapte à la fécondation. Incomplètes, elles
permettent bien au fluide spermatique de suinter,
mais non d'être dardé assez profondément par
le pénis.

L'hypertrophie totale ou partielle de la prostate
peut aussi changer la direction des conduits éjaculateurs, de telle sorte que le sperme ne s'écoule
pas au dehors tant que la verge est en érection,
tandis qu'il sort en bavant dès qu'elle revient à
la flaccidité.

Le diagnostic différentiel de ces maladies est
souvent fort difficile ; cependant le toucher rectal,
le cathétérisme et l'écoulement de l'urine, attentivement observés, doivent conduire à l'exacte
détermination du siége et de la nature de la maladie. Dans tous les cas, la stérilité ne cessera
que lorsqu'auront disparu tous les symptômes de
l'affection sous la dépendance de laquelle elle se
trouve.

L'éjaculation, pour s'accomplir, a besoin du
libre exercice de toutes les parties qui constituent
l'appareil génital et des muscles qui entourent la
portion membraneuse de l'urèthre. L'harmonie
d'action dans tous ces organes étantdétruite, l'é-

jaculation ne peut avoir lieu. Nous avons vu que le sperme était chassé au dehors par les contractions des canaux éjaculateurs des vésicules séminales, des canaux déférents et des muscles du périnée. L'absence et même la faiblesse de ces contractions doivent amener du trouble dans l'accomplissement de cette fonction. Le fluide spermatique ne pouvant parvenir jusqu'aux canaux déférents se résorbe; mais, comme les vésicules séminales continuent à sécréter la liqueur prolifique, il en résulte un écoulement involontaire de ce liquide, une véritable spermatorrhée.

Une contractilité trop énergique apporte aussi un obstacle dynamique à la marche du sperme. « Le resserrement spasmodique des conduits, juxtaposant leurs parois internes, efface complétement leur cavité et empêche ainsi le liquide séminal de circuler dans les voies qu'il doit parcourir pour aller du testicule au méat urinaire » (Roubaud). Selon l'énergie de ce resserrement, l'*aspermatisme* est plus ou moins complet.

Ces deux états morbides frappent de stérilité, l'individu qui en est atteint, pendant toute leur durée.

Au premier état on opposera tous les toniques, les bains froids, les bains de mer, l'électricité. Le second sera combattu par les antispasmodiques, les calmants et les sédatifs : l'opium, la belladone, le camphre, le lupulin, etc.

Le canal de l'urèthre est sujet à diverses maladies et à plusieurs vices de conformation qui, en s'opposant à l'éjaculation ou en modifiant la direction que le sperme doit suivre normalement, sont causes de stérilité. Les obstacles mécaniques siégent dans le canal lui-même, et sont constitués le plus souvent par cette affection, connue sous le nom générique de *rétrécissement*. D'autres fois l'oblitération du canal est due à la présence de corps étrangers, presque toujours de petits calculs expulsés naturellement ou sortis à la suite de l'opération de la lithotritie. Enfin, un gonflement des parois du pénis, ou une tumeur comprimant l'urèthre, en empêchant la libre sortie du liquide séminal, rendent le coït infécond.

On comprend que c'est contre ces états morbides que le traitement doit être dirigé, et que leur guérison amènera naturellement celle de la stérilité.

Le canal de l'urèthre est encore sujet à de nombreuses anomalies; ainsi le méat urinaire peut être multiple, une ouverture siégeant à sa place ordinaire et une autre située entre   and et les bourses. Ces infirmités sont connues sous les noms d'*hypospadias* et d'*épispadias*.

L'hypospadias est caractérisé par la situation de l'ouverture uréthrale externe à la face inférieure de la verge ; dans l'épispadias, cette ouverture se montre à la face supérieure de l'organe. Dans l'un et l'autre cas, l'érection et la copulation s'effectuent comme à l'état normal ; mais, le plus souvent, il ne peut y avoir fécondation parce que, comme l'a dit Galien, la semence ralentie par la tortuosité du canal, ne se porte pas directement dans l'utérus. On a cité des hypospades qui avaient pu engendrer'; il est certain que la chose est possible quand le méat uréthral siége à la base du gland, mais il ne peut en être ainsi dans une foule de circonstances ; dans les cas, par exemple, pour ne citer que deux faits, rapportés par M. Godard, le nommé Henri T..... avait une verge et une vulve sur la partie moyenne de laquelle apparaissait l'entrée du canal de l'urèthre. Il est bien évident que, en supposant la liqueur spermatique normale, T..... était incapable d'accomplir l'acte de la fécondation. Le nommé S..... portait une perforation, située au périnée, par où s'écoulent le sperme et les urines. Ce qui peut encore expliquer la fécondité des hypospades et des épispades (quand

toutefois le vice de conformation n'est pas porté
aussi loin que dans les cas que nous venons de
citer), c'est la possibilité de conduire la liqueur
fécondante jusque dans l'utérus, en prenant, pendant l'acte copulateur, une position particulière.

Je ne m'étendrai pas plus longtemps sur
les variétés que peut présenter l'ouverture du
canal de l'urèthre, variétés qui constituent cette
classe si curieuse d'individus désignés sous le
nom d'*hermaphrodites*. Je dirai seulement que
l'hypospadias et l'épispadias congénitaux ou accidentels, ne peuvent être regardés d'une manière absolue comme une cause de stérilité et à
propos d'hermaphrodites, je dois ajouter qu'il n'en
existe pas, dans l'acception propre du mot. On
a bien vu des individus présentant en même temps
une vulve, un vagin, un utérus, un testicule
et même une verge, mais leurs organes ne sont
jamais au complet, et toujours ils sont inaptes à
la fécondation, qu'on les regarde comme appartenant au sexe mâle ou au sexe femelle.

Pour en terminer avec les troubles de la fonction d'excrétion, en ce qui concerne les maladies
du canal de l'urèthre, il me suffit de mentionner
que l'absence de ce canal a été observée plusieurs

fois, et que, plus souvent encore, il a été vu
oblitéré dans une certaine partie de son étendue;
c'est même ce qui se présente chez les hypospades et les épispades. Cette absence peut encore
être accidentelle, ou la suite d'une opération chi-
rurgicale, etc.

Signalons encore, comme étant incompatible
avec la puissance fécondante, une verge trop
petite qui, ne distendant pas suffisamment la cavité vaginale, permet aux plis de la muqueuse de
s'interposer entre l'utérus et le gland du pénis.

Une verge trop volumineuse et trop longue
produit un résultat identique, en s'opposant au
coït dans le premier cas et en dépassant l'ouverture inférieure du col de la matrice dans le second. Cependant, avec quelques précautions prises par l'homme au moment d'éjaculer, il peut
y avoir fécondation.

Nous avons déjà dit que dans le sperme des
hommes atteints de monorchidie et de cryptorchidie il n'y avait pas, du côté affecté, de spermatozoaires. Il importe de dire quelques mots encore
sur certaines altérations que peut présenter le
liquide séminal. Ainsi, plusieurs fois on a constaté que cette liqueur ne contenait que des animalcules privés de mouvements.

Chez l'homme, du reste, il existe plusieurs variétés de spermatozoaires. Les uns ont des mouvements tellement vifs et rapides que l'œil a peine à les suivre dans le champ du microscope ; les autres ne se meuvent qu'avec une extrême lenteur. Il en est dont la tête est très-volumineuse, il en est encore qui ont deux têtes fixées sur la même queue.

Ces différences dans la liqueur fécondante doivent évidemment modifier les phénomènes de la génération. Nous avouons toutefois qu'il nous est impossible **de** dire en quoi consistent ces modifications.

DE LA STÉRILITÉ CHEZ LA FEMME.

La stérilité est chez la femme, comme nous l'avons déjà dit, bien plus fréquente que chez l'homme. Ce fait est tellement vrai, tellement connu, que celui des deux époux qu'on accuse presque constamment d'infécondité, lorsqu'ils sont privés d'enfants, c'est la femme.

Les causes d'inaptitude à la fecondation, chez celle-ci, sont encore fort obscures, et cela tient, en grande partie, à la difficulté de constater l'état des organes de la génération. Le traitement se ressent nécessairement de l'incertitude de ce diagnostic. Dans l'exposé qui va suivre, nous allons tâcher d'élucider quelques-unes des questions qui se rattachent à ces points importants d'étiologie et de thérapeutique. Pour cela, et à l'exemple de M. Roubaud, nous diviserons les troubles fonctionnels, qui peuvent entraîner la stérilité, en quatre groupes principaux : 1° troubles de l'ovulation; 2° troubles de la réception spermatique; 3° troubles de l'imprégnation; 4° troubles de la gestation.

Les ovaires sont, chez la femme, aussi utiles dans l'accomplissement du phénomène de la fécondation, que les testicules chez l'homme. L'absence de ces organes a été constatée plusieurs fois; quelquefois aussi on n'a trouvé qu'un seul ovaire; le Dr Hunter en a conservé un exemple dans sa collection; M. Depaul a vu un cas dans lequel les deux ovaires manquaient, et dans une autopsie pratiquée à la Charité, en 1857, M. Guyon a eu l'occasion d'observer une femme qui, d'un côté, n'avait ni trompe ni ovaire.

L'absence complète de ces organes a une influence considérable sur la conformation extérieure de la femme; le bassin n'acquiert pas son élargissement normal, les mamelles ne prennen aucun développement, et les règles sont nulles. Que les ovaires manquent naturellement ou par suite d'une opération, la femme est frappée d'une stérilité absolue et incurable. Si un seul ovaire est absent, la femme pourra féconder, comme le prouve l'exemple rapporté par Chaussier, d'une mère de dix enfants, qui non-seulement portait un utérus incomplet, mais encore qui n'avait qu'une seule trompe et un seul ovaire.

Le tissu éminemment vasculaire, spongieux, érectile, de l'ovaire, le grand développement de ses vaisseaux, la nature de ses fonctions, qui le fait si activement participer à l'orgasme du coït, enfin les divers troubles auxquels est exposé l'acte de la fécondation, expliquent, comme le fait remarquer avec juste raison le professeur Cruveilhier, la fréquence et le caractère particulier des maladies ovariques. Et, en effet, il n'y a point d'organe qui présente une plus grande variété d'altérations pathologiques : inflammation, épanchements sanguins et purulents, dégénérescences de toute nature, déplacements, hernies, etc.

Certes, il n'est pas possible de dire que la stérilité est toujours la conséquence de chacune de ces affections : d'abord, pour que la fécondation ne puisse se produire, il faut que les deux ovaires soient atteints, et encore y a t-il à cette règle générale de nombreuses exceptions. «On a vu, dit le D' Chéreau, des femmes ayant aux deux ovaires des dégénérescences énormes, devenir cependant

encore mères ; mais un examen attentif a démontré, dans ces cas, qu'une portion de l'un des
organes reproducteurs, ou des deux en même
temps, était encore saine. » On peut donc dire
que les droits de la femme à la fécondation ne sont
point abolis tant que persiste la fonction menstruelle.

Nous avons dit que les ovaires pouvaient affecter divers changements de position, tels que déplacement ou hernie. Les déplacements sont déterminés par l'augmentation pathologique du
volume et du poids de l'organe lui-même; ils
sont aussi les résultats d'adhérences avec les
parties voisines, et sont amenés et entretenus par
des brides ou toute autre production anormale.
Les rapports intimes des ovaires avec les intes-
tins et le péritoine, de plus, la facilité avec laquelle ces tissus s'enflamment, expliquent la
formation et la présence de ces brides.

Le développement des ovaires est parfois difficile à diagnostiquer quand ces organes ne sont
pas considérablement augmentés de volume ; cependant la percussion attentivement pratiquée
nous a toujours permis de limiter les ovaires et
d'en indiquer le siége normal et anormal avec
exactitude. Le diagnostic n'est, du reste, dans ce

cas, que d'une médiocre importance ; jusqu'ici la thérapeutique a été impuissante à détruire cette cause de stérilité, cause qui n'amène ce résultat que lorsque le déplacement est considérable.

La hernie de l'ovaire a été décrite pour la première fois, en 1813, par Deneux. Depuis cette époque, il a été publié sur cette maladie plusieurs observations. Un seul ovaire peut se déplacer ou tous les deux simultanément. Le canal inguinal, l'anneau crural, l'ouverture ischiatique, une solution de continuité faite aux parois de l'abdomen, sont le siége ordinaire de ces hernies.

Cette affection est très-rare, elle n'empêche pas toujours la menstruation de s'accomplir, et, partant, elle ne peut être considérée comme cause de stérilité que quand elle est double.

De même que les ovaires, les trompes utérines peuvent manquer congénitalement, nous en avons déjà cité plusieurs cas ; cependant l'absence de la trompe, l'ovaire existant, est extrêmement rare. Aussi, Isidore Geoffroy-Saint-Hilaire assurait-il que ce fait n'avait jamais été vu. Depuis, M. Leudet a montré, à la Société de biologie (1856), les organes génitaux d'une femme chez laquelle il y avait un ovaire rudimentaire, et, du même côté, absence de la trompe. Dans ce cas, la stérilité est incurable.

L'oblitération des trompes de Fallope a été plus fréquemment observée; cette oblitération est due tantôt à la présence d'une matière plastique, résultat d'un état inflammatoire, tantôt à un détritus cancéreux ou tuberculeux; tantôt, enfin, au produit d'une grossesse tubaire. L'obstruction des trompes peut n'être pas assez complète pour s'opposer au passage de l'ovule. Dans ce cas, il n'y a pas stérilité; dans le cas contraire, et quand l'obstacle existe dans les deux trompes utérines, la stérilité est d'autant plus grave que le diagnostic ne peut qu'être soupçonné sur le vivant; et conséquemment, il n'y a pas de thérapeutique pour combattre cet état morbide.

Les considérations dans lesquelles nous sommes entré, touchant les déplacements et les hernies des ovaires, s'appliquent exactement aux hernies des trompes utérines.

L'utérus, organe destiné à recevoir le sperme, présente des vices de conformation qui peuvent siéger soit au col, soit au corps de cet organe.

Le col manque quelquefois, tantôt avec l'absence complète du corps et tantôt avec la parfaite intégrité de ce dernier.

Dans le premier cas, la stérilité est fatalement incurable ; dans le second, cette anomalie n'est pas au-dessus des ressources de l'art, et l'imprégnation du germe est encore possible.

On a contesté que le corps de l'utérus pût être sain, alors que le col de cet organe manquait complétement. Outre que quelques-uns des exemples cités par les auteurs nous paraissent contestables, tous les médecins savent que cet état anormal se présente fréquemment quand la femme a passé l'âge critique.

Cette atrophie du col peut néanmoins être indépendante d'une altération de l'organe gestateur et alors elle est, selon les cas, cause ou non de stérilité. En effet, si la matrice se trouve très-éloignée du pénis, de façon à ce que le sperme ne puisse l'atteindre lors de l'éjaculation, l'infécondité est certaine. Quand, au contraire, la verge est très-longue ou que la matrice est abaissée, l'espace qui sépare l'organe mâle de l'organe femelle est comblé, et le coït fécondant est rétabli dans ses conditions physiologiques, normales. L'absence du col de l'utérus, ou son atrophie, n'est donc qu'une cause de stérilité *relative*.

L'hypertrophie du col utérin empêche très-souvent la fécondation. Cette anomalie est constituée par un allongement plus ou moins considérable de la partie inférieure de la matrice. Limitée parfois à une des lèvres du museau de tanche, cette augmentation de volume occupe presque toujours la totalité du col qui, dans ce cas, présente une forme conique.

L'infécondité qui accompagne cette disposition est due à plusieurs causes : ou le col utérin poussé par la verge se coude sur lui-même, de manière à ce que l'ouverture ne peut recevoir la liqueur prolifique, ou le pénis glisse sur les parois de la matrice allongée, de telle sorte que la matière de l'éjaculation va se perdre dans le cul-de-sac du vagin.

Il est encore une autre circonstance qui explique la stérilité dans le cas qui nous occupe. En effet, le col utérin peut ne présenter qu'une ouverture presque imperceptible, qu'on dirait avoir été pratiquée avec une vrille très-fine. Cette disposition s'oppose au passage du sperme dans le museau de tanche, avec d'autant plus de raison que cet orifice, à cause de son étroitesse, est exposé à une occlusion plus facile.

Lisfranc proposait, pour guérir cette anomalie et pour rendre la femme féconde, l'ablation du col de l'utérus. Cette opération est non-seulement très-dangereuse, mais encore elle nous semble inutile dans la grande majorité des cas. D'abord, l'homme peut parer aux inconvénients que nous avons signalés en n'introduisant dans le vagin qu'une partie de sa verge, de manière à mettre le gland en rapport immédiat avec l'ouverture de la matrice. D'autre part, quand cette ouverture présente une étroitesse extrême, la dilatation du col a été souvent pratiquée avec succès.

L'ouverture utéro-vaginale peut non-seulement être imperceptible, mais encore être entièrement oblitérée par la muqueuse vaginale qui tapisse sans interruption tout le museau de tanche. Dans ce cas, il y a rétention des menstrues et impossibilité au sperme de pénétrer dans la matrice.

Il importe alors d'ouvrir un passage, et on atteint facilement ce résultat à l'aide d'un instrument piquant. L'incision de la muqueuse vaginale étant pratiquée, on doit introduire et laisser en place, entre les lèvres de la plaie, un petit cylindre d'é-ponge afin de s'opposer à une nouvelle adhérence des bords divisés.

Doit-on agir ainsi quand l'oblitération du col de l'utérus est complète, c'est-à-dire quand il n'existe aucun conduit faisant communiquer la cavité utérine avec la cavité vaginale? Quelques chirurgiens n'ont pas craint de s'armer du bistouri ou du fer rouge et de creuser le canal oublié par la nature. Tel n'est pas notre avis; cette opération est de la plus grande gravité; presque toujours elle a été suivie d'une métro-péritonite mortelle. Dans un cas que nous avons été à même d'observer et qui n'a pas eu une si terrible conséquence, le canal artificiel n'a pas tardé à s'oblitérer. Le medecin prudent doit-il donc s'abstenir et considérer cette stérilité comme incurable? C'est un point que nous discuterons plus tard.

Le rétrécissement du canal utérin, cause fréquente d'infécondité, est ordinairement la conséquence d'une inflammation aiguë, ou chronique, ou d'un engorgement du col de la matrice. Cet état est facile à constater, soit par le simple toucher vaginal, soit par le cathétérisme de l'organe.

Quand cet engorgement est venu à la suite d'une phlegmasie, sa disparition entraînera celle du rétrécissement. Au contraire, lorsque celui-ci ne s'accompagnera ni d'engorgement, ni d'inflammation, la dilatation lente et progressive du

col, à l'aide de l'éponge préparée, donnera de
très-bons résultats.

La présence de calculs, de granulations nombreuses, de fausses membranes, etc., siégeant
au col utérin, peut créer au passage du sperme,
un obstacle infranchissable. Il ne peut entrer
dans notre sujet de donner de longs détails sur
ces diverses causes de stérilité, causes qui ne sont
que relatives, et qui disparaissent avec la maladie
qui les a produites.

Nous devons faire les mêmes réflexions relativement aux productions morbides, tumeurs,
polypes, qui peuvent se développer dans la cavité
utérine, ou dont la présence, dans la cavité vaginale, oblitère l'ouverture du museau de tanche.

En se rendant compte de la manière dont la
copulation doit avoir lieu, pour que la fécondation se produise, on comprendra facilement comment une déviation du col utérin devient une
cause certaine de stérilité. Comme nous le démontrerons plus tard, en étudiant les altérations
de position que cet organe peut affecter, il sera
facile d'expliquer comment une femme inféconde
avec un individu peut être fécondée par un autre.

Les déplacements que peut subir l'utérus sont nombreux ; on les a divisés en deux groupes principaux, en ceux qui se produisent selon l'axe du vagin, et en ceux qui se présentent hors de l'axe de cette cavité.

C'est dans cet ordre que nous allons les examiner rapidement :

Le renversement de l'utérus est un des déplacements les plus bizarres de tous ceux qu'il peut subir. En cet état, la matrice se renverse sur elle-même, se retourne à la manière d'un doigt de gant, ou d'un bonnet ; sa surface interne devient externe et réciproquement.

Ce phénomène a été observé un grand nombre de fois. Levret, Leroux, Dugès et Mme Boivin en ont rapporté plusieurs observations. On appelle renversement incomplet celui dans lequel le fond de l'utérus est descendu jusque vers l'orifice, et renversement complet celui dans lequel l'utérus, entièrement retourné sur lui-même, pend dans le vagin ou hors de la vulve.

Le renversement de matrice survient à la suite de certaines manœuvres obstétricales, ou peu de temps après l'accouchement, ou même à une époque très-éloignée de la délivrance.

La présence, dans la cavité utérine, d'un polype volumineux, d'une accumulation de liquide, la pression produite sur cet organe par la graisse, chez des personnes chargées d'embonpoint, sont regardées comme des causes capables de donner lieu à cet accident. Baudelocque assure l'avoir observé chez une jeune fille de 15 ans encore vierge, et il le regardait, dans ce cas, comme déterminé par un vice de conformation de l'utérus.

Le renversement de matrice est une affection grave qui peut causer des accidents mortels et qui constitue un obstacle radical à la fécondation.

On doit donc y remédier le plus promptement possible.

Le traitement présente deux indications : réduire l'utérus et s'opposer à la récidive du déplacement.

Dans ce même groupe il faut comprendre les déplacements de la totalité de l'utérus, que ce déplacement se produise en haut ou en bas.

L'élévation exagérée de la matrice a été observée plusieurs fois à la suite de métro-péritonites qui avaient donné lieu à la formation de brides ou d'adhérences pathologiques. La présence d'une tumeur dans le bassin a encore amené quelquefois ce résultat.

Quand l'utérus ne présente pas une élévation trop considérable, le jet du sperme peut arriver jusqu'à lui, surtout si la verge de l'individu a une certaine longueur. Le déplacement en haut de la matrice n'est donc qu'une cause relative de stérilité.

L'abaissement et la chute de cet organe sembleraient favoriser, plutôt qu'empêcher la fécondation. Cependant c'est souvent le contraire qui arrive. Cet état de la matrice présente, du reste, plusieurs degrés. Dans le premier, l'utérus n'a pas encore franchi le détroit inférieur; il y a un simple relâchement des ligaments; dans le second, cet organe est descendu dans le fond du bassin; et, enfin, dans un troisième degré, le prolapsus, la chute est complète, et la matrice fait saillie hors de la vulve.

Cette maladie est beaucoup plus fréquente chez les femmes qui ont eu des enfants; cependant, il n'est pas rare de la rencontrer chez celles qui n'ont jamais été mères, et même chez des vierges. Monro a donné l'observation d'une fille de 3 ans, affectée d'un prolapsus utérin complet.

Quand le déplacement est peu prononcé, il ne s'oppose point à l'acte copulateur, et, par conséquent, il ne constitue pas un obstacle à la fécondation; mais, quand l'abaissement est considérable, le coït devient difficile; enfin, quand l'utérus pend au dehors de la vulve, l'accouplement est impossible, et, si la fécondation a lieu, elle se produit au milieu de conditions étranges et insolites. Ce fait a été néanmoins observé.

Dans tous les cas, l'abaissement de la matrice, quel que soit son degré, pouvant exercer une influence fâcheuse sur le coït et la fécondation, on doit s'efforcer de rétablir l'organe dans son état normal. A l'occasion des autres déplacements de l'utérus, nous dirons quels sont les moyens à employer pour arriver à ce résultat.

Les déplacements de l'utérus, dans lesquels l'axe longitudinal de cet organe se trouve placé horizontalement dans le bassin, ont reçu le nom d'*antéversion* quand le fond est porté derrière les os pubis, et de *rétroversion*, quand ce fond siége dans la courbure du sacrum. Il y a *antéflexion, rétroflexion* quand le corps de l'utérus est dévié de son axe, en avant ou en arrière, le col restant dans sa position normale; enfin, il y a *latéroversion, latéroflexion*, lorsque, dans le premier cas, le corps de l'utérus se portant à droite ou à gauche, le col se déplace dans un sens opposé, et dans le second, quand la déviation est produite sur un des côtés par le corps seul de la matrice.

Tous ces déplacements sont des causes de stérilité d'autant plus marquées, que la déviation est plus grande. Cependant l'inaptitude à la fécondation n'est encore ici que relative ; et, en effet, l'homme peut, selon la posture prise pour pratiquer le coït, rétablir l'axe de la verge avec le col de l'utérus. Le médecin peut, après avoir constaté l'espèce de déplacement, indiquer aux époux la position à prendre pour rendre fécond l'acte copulateur.

Mais, quand la déviation a atteint des limites inaccessibles à toutes les précautions copulatrices, l'art doit intervenir. Nous ne pouvons indiquer ici tous les moyens qui ont été proposés pour réduire l'utérus dans sa direction naturelle et pour le maintenir réduit. On a tour à tour préconisé des instruments appelés pessaires, qui présentent dans leur forme et leur composition de nombreuses variétés. Sans discuter leur valeur, et on ne peut nier qu'ils aient rendu des services, on doit cependant avouer aussi qu'ils offrent des inconvénients et qu'ils sont très-sujets à se déplacer. De plus, ils gênent le coït, en s'opposant à l'entière intromission de la verge dans le vagin.

Dans ces dernières années, M. Simpson a proposé un appareil qui porte son nom, et à l'aide duquel il assurait ramener l'utérus dans sa position normale. Malheureusement, il a été démontré combien étaient grands les dangers de cette méthode. La discussion qui eut lieu à l'Académie de médecine ne laissa aucun doute à ce sujet.

Il est bien entendu qu'aucun moyen mécanique ne doit être employé quand la déviation de l'utérus est sous la dépendance d'un état morbide.

Nous venons de passer rapidement en revue les affections et les anomalies de l'utérus qui s'opposent à la fécondation, et cependant on a bien souvent trouvé les organes de la génération dans leur état naturel chez des femmes qui avaient été stériles. Pour expliquer ce phénomène, on a émis des opinions, dont la plupart sont hypothétiques, et, il faut bien le dire, ce sujet n'a pas encore été éclairé par des recherches d'une exactitude irréprochable.

De l'aptitude à la fécondation.

On a indiqué comme un des signes de l'aptitude à la fécondation l'existence des attributs extérieurs qui caractérisent le sexe féminin : la naissance des désirs à l'époque de la puberté, l'apparition convenable des menstrues, et la sensation voluptueuse éprouvée lors des approches conjugales. Cependant, comme Dezeimeris le fait remarquer avec juste raison, la stérilité s'observe souvent chez des femmes qui présentent ces conditions ordinairement favorables, tandis qu'il en est d'autres qui, en en offrant de toutes opposées, sont remarquables par leur fécondité. On a accusé un prétendu défaut de convenance dans le tempérament des époux, et Bernardin de Saint-Pierre expliquait par un besoin de contraste dans le caractère moral et physique, l'amour qui entraîne un sexe vers l'autre. Dans cette absence de contraste, on a cru trouver la cause de la stérilité de certaines unions. L'immortel auteur des *Merveilles de la Nature* a développé cette théorie avec chaleur et éloquence; malheureusement, elle ne peut soutenir un examen sévère, et, si elle semble donner raison à quelques faits, elle est en défaut avec le plus grand nombre. Beaucoup de femmes indifférentes au plaisir de l'amour sont fécondées par des hommes de tempérament et de caractère très-divers. Quelques auteurs assurent même que les plus froides sont les plus aptes à engendrer. Les faits de femmes devenues enceintes à la suite d'un viol, au milieu de la léthargie et du narcotisme le plus complet, sont nombreux. La haine, la répulsion ne sont nullement un motif de stérilité. Il n'est pas mieux démontré que le tempérament érotique et que la fougue des transports des jeunes époux soient un obstacle à la fécondité.

Quelques femmes, il est vrai, n'ayant point eu d'enfant avec un époux, en ont eu avec un autre. Peut-on conclure rigoureusement, que l'infécondité est due à un défaut de sympathie entre les conjoints? Parmi les faits invoqués à l'appui de cette manière de voir, il en est un, historique, et qui a été tour à tour raconté par les auteurs : en 1653, Marie de Saint-Simon de Courtomer, épousait, à l'âge de 13 à 14 ans, le marquis de Langey. Quatre ans plus tard elle demanda le divorce, prétextant l'impuissance de son mari. Des experts sont nommés, le marquis de Langey se soumet, pour sauver son honneur, à l'épreuve du *congrès*, mais il échoue, demande vainement une contre-épreuve et son mariage est frappé de nullité. Le marquis de Langey part pour la Belgique, où, malgré les défenses qui lui sont faites, il contracte une nouvelle union avec Diane de Montaut de Novaille, qui lui donna sept enfants. Ce fait ne prouve pas grand'chose; d'un côté, il suffit de rappeler la réponse qui fut faite au marquis de Langey et que nous avons déjà rapportée, et de l'autre n'est-il pas démontré que des femmes ne sont stériles que pendant un certain temps? Ce n'est qu'après une infécondité prolongée, qu'Anne d'Autriche, reine de France, mit au monde Louis XIV.

Jusqu'à Parent-Duchâtelet, la stérilité des filles publiques était regardée comme due à un coït trop souvent répété. On pensait que la sensibilité des organes génitaux étant usée chez ces femmes, ces organes n'étaient plus susceptibles de l'action qui donne lieu à la conception. Les recherches de Parent-Duchâtelet l'amenèrent à des résultats en opposition avec la croyance commune. Il constata, en effet, que les prostituées ont autant que les autres femmes l'aptitude à la fécondation, mais qu'elles arrivent rarement jusqu'au terme ordinaire de la gestation. Au nombre des causes qui peuvent expliquer ce fait, Parent-Duchâtelet met en première ligne l'avortement provoqué par des manœuvres criminelles, ou favorisé par les circonstances anormales de leur vie de débauche et de désordre. L'irrégularité de la menstruation, chez les filles publiques, et les interruptions que présente chez elles cette évacuation, sont attribuées par M. Serres à une véritable conception. Les prostituées, dit ce savant, ont rarement des pertes abondantes, mais les plus jeunes ont souvent des retards dans leurs règles qui se terminent par l'expulsion de ce qu'elles appellent un *bondon*. Ces productions, examinées avec soin par M. Serres, furent reconnues comme ayant tous les caractères de l'œuf humain (Parent-Duchâtelet).

Les excès copulateurs sont évidemment cause de ces avortements précoces, et ce qui le prouve, c'est que, lorsqu'une de ces malheureuses dit adieu à sa vie de débauche et qu'elle rentre dans les conditions d'une vie régulière, elle enfante tout aussi bien que les autres femmes et donne le jour à un produit dont la vitalité n'est pas inférieure à celle des autres enfants.

On voit combien de restrictions doivent être faites sur toutes ces causes de stérilité.

Il nous reste à dire quelques mots d'un trouble fonctionnel qui amène, le plus souvent, l'infécondité, je veux parler de la menstruation, qui aurait peut-être dû trouver sa place dans le chapitre consacré aux troubles de l'ovulation, mais à laquelle nous avons voulu réserver un chapitre particulier, à cause de son importance.

La *menstruation* est un résultat nécessaire de l'organisation de la femme; il en est cependant quelques-unes chez lesquelles cette fonction n'a pas lieu, et nous avons été à même d'en observer plusieurs cas.

La stérilité est la conséquence ordinaire de l'absence de l'hémorrhagie menstruelle. On a néanmoins des exemples assez nombreux de femmes qui sont devenues mères, quoiqu'elles n'eussent jamais éprouvé cette évacuation. De

Haller, Piet, Deventer en ont rapporté diverses observations. Kableis parle d'une femme qui n'eut des règles qu'après trois grossesses successives, et Kleemann raconte un fait à peu près semblable.

On a cherché à expliquer l'influence qu'exerce la menstruation sur la génération; la théorie conçue par Négrier en rend un compte satisfaisant, puisque l'absence des règles dénote l'absence des ovules, qui en sont la cause déterminante. M. Bischoff, considérant l'hémorrhagie menstruelle comme un symptôme de menstruation, avoue que ce symptôme peut manquer sans que le phénomène générateur, l'évolution de l'œuf, cesse de se produire. Dans ce cas, dit-il, la fécondation est possible. Il peut donc y avoir conception sans hémorrhagie, de même qu'il peut y avoir une évolution menstruelle sans écoulement de sang.

Quoi qu'il en soit de toutes ces théories, il est d'observation que les femmes non réglées sont ordinairement stériles; de là la nécessité, pour guérir l'infécondité, de rétablir l'écoulement sanguin, quand son absence n'est pas liée à une affection ou à une anomalie des organes générateurs.

Quant à la stérilité qui résulterait de l'époque du mois à laquelle a lieu le coït, les auteurs ne sont point d'accord. Les uns pensent que le temps le plus favorable à la conception est l'époque des règles; les autres croient que c'est pendant les trois ou quatre jours qui précèdent ou qui suivent cette évacuation. Il est des physiologistes qui considèrent la fécondation comme impossible pendant la période intermenstruelle. Sans discuter ces diverses opinions, il est incontestable que les femmes deviennent plus facilement enceintes pendant les quinze jours qui suivent immédiatement les règles que pendant les quinze jours qui les précèdent; mais il n'en est pas moins vrai que de nombreuses fécondations ont lieu à des époques plus ou moins éloignées de la cessation ou de l'apparition des menstrues.

A. Parent, imprimeur de la Faculté de Médecine, rue Mr-le-Prince, 31.

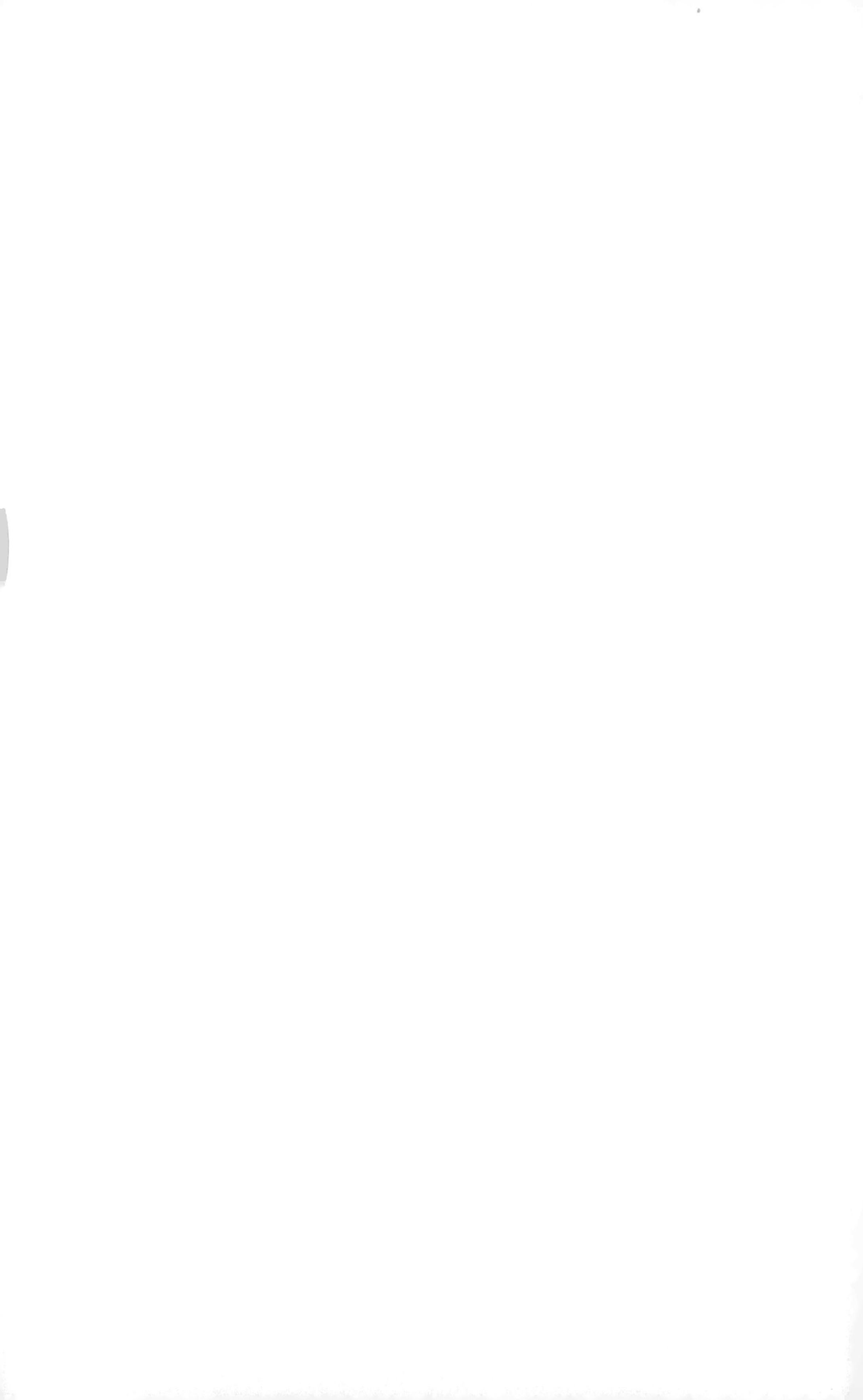

www.ingramcontent.com/pod-product-compliance
Ingram Content Group UK Ltd.
Pitfield, Milton Keynes, MK11 3LW, UK
UKHW022308070726
13614UKWH00002B/602